Sebastian Kneipp · Pfarrer Kneipps Wasserkur

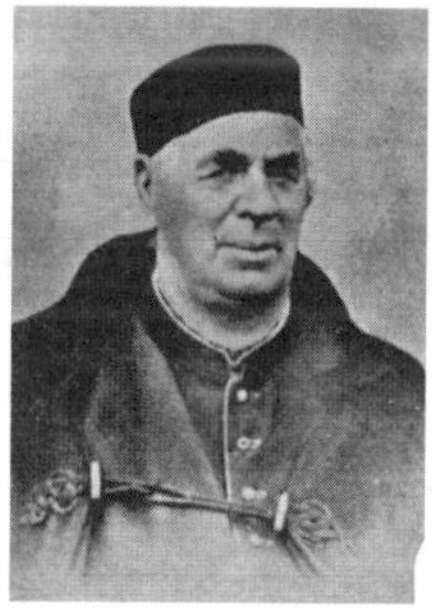

In der Natur geborgen

Michael Anderson, Heilpraktiker: **Güsse, Bäder, Packungen, Wickel.** Hausmittel und Kneippkuren wirken besser, länger, *ohne* Nebenwirkungen. Ein Patientenratgeber. 3., neugestaltete Auflage. ISBN 3-0350-5066-X

Dr. med. A. & O. Buchinger, Chefärzte Buchinger-Klinik Bad Pyrmont **Das heilende Fasten.** So stärken Sie Ihr Wohlbefinden durch die Buchinger-Fastenkur. 15. Auflage. ISBN 3-0350-5015-5

Emile Coué: **Autosuggestion.** Die Kraft der Selbstbeeinflussung durch positives Denken. Neuausgabe in 3. Auflage. ISBN 3-0350-5500-9

Sebastian Kneipp, heilkundiger Kräuterpfarrer: **Pfarrer Kneipps Hausapotheke.** Kräuter, Tees, Tinkturen, Öle und Pulver aus des Herrgotts Garten. Neuausgabe. ISBN 3-0350-5056-2

Gerhard Leibold, Heilpraktiker und bekannter Autor: **Schüßlersalze.** Wie sie wirken – was sie bringen. Die 12 bewährten Salze und ihre Ergänzungen. Neu! ISBN 3-0350-5036-8
Pollenallergie, Heuschnupfen, Asthma & Co. Gesundheitlich wirksamer Schutz des Immunstystems. 2. Auflage. ISBN 3-0350-5068-6
Bandscheiben- und Rückenschmerzen. Ursachen, Vorbeugung, Schmerzbekämpfung und sanfte Therapie. 4. Auflage in einem Jahr! ISBN 3-0350-5038-4

Josef M. Rau, Heilpraktiker: **Was Homöopathie ist und wie sie wirkt.** Heilung nach einem bewährten Naturgesetz. 7. Auflage. ISBN 3-0350-5054-6

Shirley Trickett, Krankenschwester und Therapeutin: **Angstzustände und Panikattacken erfolgreich meistern.** Einfache, leicht verständliche Selbsthilfe zu einem angstfreien Leben. 12. Auflage. ISBN 3-0350-5040-6

Gesundheit geht uns über alles!
Bücher von Oesch und Jopp in Ihrer Buchhandlung, Versand- und Internetbuchhandlung
Aktuelle Programm-Informationen kostenlos per Post oder stets unter:
www.joppverlag.ch

Sebastian Kneipp

Pfarrer Kneipps Wasserkur

Körperliche und seelische Regeneration
mit der »Kneippkur«

Neuausgabe
mit den Illustrationen der Originalausgabe

Bericht über eine moderne Kneippkur
in Bad Wörishofen von Renate Just

Glossar

Jopp
Oesch

Neuausgabe 2005

Umschlagfoto: Incolor AG, Zürich
Druck und Bindung: Legoprint S.p.A., Lavis (NT)
Printed in Italy

ISBN 3-0350-5055-4

Gern senden wir Ihnen unser Verlagsverzeichnis:
Oesch Verlag, Jungholzstraße 28, 8050 Zürich
E-Mail: info@oeschverlag.ch
Telefax 0041/44 305 70 66 (CH: 044 305 70 66)

Unser Buchprogramm finden Sie im Internet unter:
www.joppverlag.ch

Inhalt

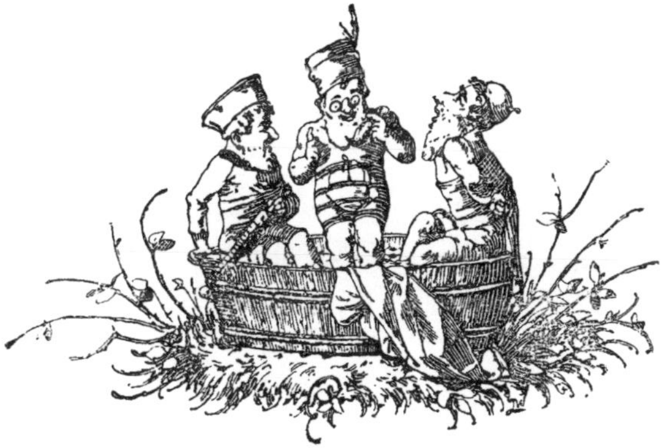

»Aquae omnes … laudent nomen Domini!«
»Ihr Wasser alle, preiset den Namen
des Herrn!«

Einleitung

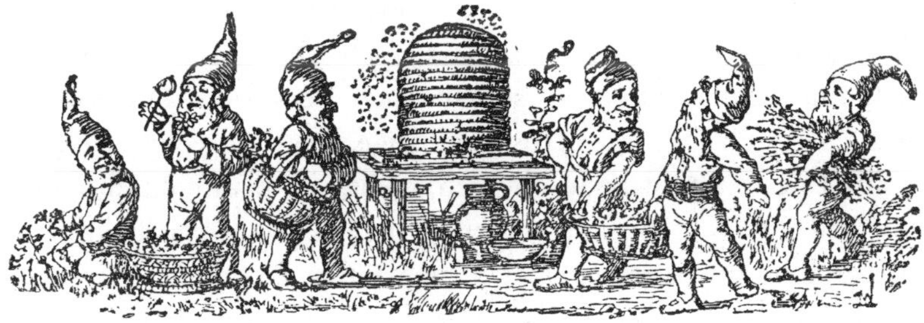

Kein Blatt am Baume ist dem andern absolut oder vollkommen gleich, viel weniger ein Menschenschicksal dem andern. Könnte ein jeder vor seinem Sterben sein Leben schreiben, es wären so viele verschiedene Lebensbilder als Menschen selbst. Verworren sind die Wege, die in deinem Leben kreuz und quer sich durcheinander verschlingen – zuweilen gleich einem unentwirrbaren Knäuel, bei dem die Fäden ohne Plan und Zweck ungeordnet aufeinanderliegen. So scheint es oftmals, in der Tat jedoch ist es niemals so. Das Licht des Glaubens wirft seinen erhellenden Strahl in das wirre Dunkel und zeigt, wie all die verschlungenen Pfade weisen Zwecken dienen und sämtliche auf ein vom allweisen Schöpfer von Anfang an geplantes und gestecktes Ziel hinführen. Wunderbar sind die Wege der Vorsehung.

Wenn ich von der Hochwarte des Alters aus die zurückgelegten Lebensjahre überblicke und die Verschlingungen meiner Wege sehe, so schlängeln diese einigemal scheinbar am Rande des Abgrundes; zuletzt aber münden und führen sie gegen alle Hoffnung auf die Sonnenhöhe des Berufes, und ich habe allen Grund, das liebevolle und weise Walten der Vorsehung zu preisen, um so mehr, als die nach menschlichem Dünken schlimmen und zum Tode führenden Pfade mir und unzähligen anderen den neuen Lebensquell zeigten.

Ich war über 21 Jahre alt, als ich mit dem Wanderbuche in der Tasche die Heimat verließ. Das Wanderbüchlein charakterisierte mich als Webergesellen, doch seit meiner Kindheit Tagen stand es auf den Blättern des Herzens anders geschrieben. Mit namenlosem Weh und sehnsüchtiger Ausschau nach Verwirklichung meines Ideals hatte ich auf diesen Abschied lange, lange Jahre gewartet; ich wollte Priester werden. So ging ich, nicht, wie man wünschte und hoffte, das Weberschifflein weiter zu rudern, sondern ich eilte von Ort zu Ort und suchte, ob ich niemanden fände, der mir zum Studieren behilflich wäre. Da nahm sich der nun verewigte Prälat Mathias Merkle (1881), der damals Kaplan in Grönenbach war, meiner an, gab mir zwei Jahre hindurch Privatunterricht und bereitete mich mit so unermüdetem Eifer vor, daß ich schon nach diesen zwei Jahren ins Gymnasium aufgenommen werden konnte. Die Arbeit war keine leichte und allem Anscheine nach eine vergebliche. Nach fünf Jahren der größten Entbehrung und Anstrengung war ich körperlich und geistig gebrochen. Der Vater holte mich einst aus der Stadt, und noch klingen mir die Worte des Wirtes in den Ohren, bei dem wir rasteten. »Weber«, sagte er, »dieses Mal holt Ihr den Studenten zum letztenmal.« Der Wirt war nicht der einzige, der so sprach; mit ihm teilten andere dieselbe Ansicht. Ein damals berühmter Militärarzt galt als großer Menschenfreund und als hochherziger Helfer armer Kranker. Im vorletzten Jahre meiner Gymnasialzeit besuchte er mich 90mal, im letzten Jahre wohl über 100mal. So gerne hätte er mir geholfen; aber das fortschreitende Siechtum siegte über seine ärztlichen Kenntnisse und seine stets opferbereite Nächstenliebe. Ich selbst hatte längst alle Hoffnung aufgegeben und sah mit stiller Ergebung meinem Ende entgegen.

Zur Unterhaltung und Zerstreuung blätterte ich gerne in Büchern. Der Zufall – ich bediene mich dieses gebräuchlichen, aber vagen, d.i. nichtssagenden Wortes; denn es gibt gar keinen Zufall – spielte mir ein unscheinbares Büchlein in die Hand; ich öffnete es;

es handelte von der Wasserheilkunde. Ich blätterte hin und blätterte her; da stand Unglaubliches. Am Ende, so blitzte ein Gedanke in mir auf, findest du gar deinen selbsteigenen Zustand! Ich blätterte weiter. Richtig, das paßte, das stimmte, das war fast bis aufs Haar getroffen! Welche Freude, welcher Trost! Neue Hoffnungen elektrisierten den welken Leib und den noch welkeren Geist. Das Büchlein wurde zuerst der Strohhalm, an den ich mich klammerte; nach kurzer Zeit war es der Stab, auf welchen sich der Kranke stützte; heute gilt es mir als das Rettungsboot, welches eine barmherzige Vorsehung mir zur rechten Zeit, in der Stunde der höchsten Not sandte.

Das Büchlein, das von der Heilkraft des frischen Wassers handelt, ist von einem Arzt geschrieben, die Anwendungen selbst sind größtenteils sehr schroff und streng. Ich probierte ein Vierteljahr, ein halbes Jahr; ich fühlte keine wesentliche Besserung, aber auch nie Nachteile. Das gab Mut. Es kam der Winter des Jahres 1849; ich war wieder in Dillingen. Wöchentlich 2–3mal suchte ich eine einsame Stelle und badete einige Augenblicke in der Donau. Rasch war ich der Badestelle zugeeilt, noch rascher marschierte ich nach Hause in die warme Stube. Schaden brachte diese kalte Übung nie, Nutzen, wie ich meinte, nicht viel. Im Jahre 1850 kam ich in das Georgianum nach München. Da fand ich einen armen Studenten, dem es noch viel schlimmer erging als mir selbst. Der Anstaltsarzt weigerte sich, ihm zur Erlangung des für die Weihe notwendigen Tischtitels ein Gesundheitszeugnis zu schreiben; denn, so lautete das Verdikt, er lebe nicht mehr lange. Jetzt hatte ich einen lieben Kollegen. Ich weihte ihn ein in die Mysterien (Geheimnisse) meines Büchleins, und wir beide probierten und praktizierten um die Wette. Der Freund erhielt binnen kurzer Frist vom Arzte das gewünschte Zeugnis und lebt heute noch. Ich selbst erstarkte mehr und mehr, wurde Priester und lebe im hl. Berufe schon über achtunddreißig Jahre. Meine Freunde schmeicheln mir und sagen, daß sie heute noch, wo ich bereits siebzig Jahre zähle, die Stärke meiner

Stimme bewundern und über meine Körperkraft staunen. Ein treubewährter Freund blieb mir das Wasser; wer kann es mir verargen, daß ich ihm gleichfalls treue Freundschaft bewahre?

Wer selbst in Not und Elend saß, der weiß Not und Elend des Nächsten zu würdigen.

Nicht alle Kranken sind in gleicher Weise unglücklich. Wer Mittel und Wege besitzt, sich Heilung zu verschaffen, kann sich leicht mit einer kurzen Leidenszeit versöhnen. Solche Kranke wies ich selbst in den ersten Jahren zu Hunderten und Tausenden ab und ließ sie abweisen. Jener Arme bedarf zumeist unseres Mitleides, welcher, selbst arm und verlassen, von den Ärzten aufgegeben und von den Medikamenten und Heilmitteln verlassen ist. Leute dieser Art zähle ich in großer Menge zu meinen Freunden; denn solche Arme und gänzlich Verarmte, die nirgends mehr Hilfe bekamen, habe ich nie abgewiesen. Hart, gewissenlos und undankbar wäre es mir vorgekommen und käme es mir noch vor, solchen Verlassenen die Tür zu verschließen, jene Hilfsquellen zu verweigern, welche mir selbst in meiner Not Heilung und Rettung gebracht haben.

Die große Zahl der Leidenden, die noch größere Verschiedenheit ihrer Leiden spornte an, die Wassererfahrung zu bereichern, die Wasserheilmethode zu vervollkommnen.

Meinem ersten Wasserrat, dem bekannten Büchlein, bin ich für seinen einleitenden Unterricht von Herzen dankbar. Doch bald schon erkannte ich, daß manche Anwendungen zu schroff, für die menschliche Natur viel zu stark und abschreckend sind. »Roßkuren« nannte man mit Vorliebe die Wasserkur, und noch heutzutage lieben es viele, welche das beschimpfen, was sie gar nicht kennen oder nicht gründlich kennen, alles nach Wasser Schmeckende in Bausch und Bogen als Schwindel, Pfuscherei usw. zu bezeichnen. Gerne gebe ich zu, daß manche Anwendungen und Übungen der noch primitiven, d.h. erst entstehenden und noch unentwickelten Wasserkur eher für ein starkmuskeliges und starkknochiges

Roß paßten als für ein von Fleisch weich umkleidetes und mit zarten Nervchen besaitetes Menschengerippe.

Im Leben des berühmten Paters Ravignan SJ kommt folgende Stelle vor: »Seine Krankheit, ein Halsübel, wurde durch die Anstrengung (der Pater war ein berühmter Prediger, der in Paris, London und vielen anderen großen Städten mit apostolischem Eifer seines Amtes waltete) verschlimmert und ging bald in ein chronisches über ... Die Luftröhre war nur mehr eine Wunde, die Stimme blieb erloschen und sein Organ wie erschöpft. Zwei ganze Jahre (1846–1848) sollten in Untätigkeit und Leiden verfließen. Kuren an verschiedenen Orten, Luftveränderung im Süden, welche folgten, verliefen ohne Resultate. Im Juni des Jahres 1848 nahm Pater Ravignan Aufenthalt bei Doktor K.R. ... in dessen Landhaus im Tale zu B. ... Eines Morgens nach der Messe, zu der Stunde, die gewöhnlich alle Bewohner des Hauses vereinigte, kündigte der Doktor den Versammelten mit besorgter Miene an, daß Pater Ravignan sich leidender fühle und nicht zum Frühstück kommen werde. Damit verschwand er auch selbst wieder ... ging zu dem Kranken und sagte ihm: »Stehen Sie auf und folgen Sie mir!« – »Aber wohin führen Sie mich?« antwortete letzterer. »Ich will Sie ins Wasser werfen!« – »Ins Wasser«, sagte Ravignan, »mit dem Fieber, mit dem Husten! Doch wohlan, es tut nichts, ich bin in Ihren Händen und muß Ihnen gehorchen.« Es handelte sich um ein sogenanntes Sturzbad, ein gewaltsames, aber wirksames Mittel, wie der Biograph (Lebensbeschreiber) sagt. Der Erfolg war ein augenscheinlicher. Schon zum Mittagessen brachte der Doktor triumphierend seinen Kranken in gutem Wohlbefinden mit, und der am Morgen noch Stumme erzählte am Abende die Geschichte seiner Heilung.«

Das nenne auch ich so eine kleine Roßkur, welche ich trotz ihres Erfolges weder selbst nachahmen noch zur Nachahmung empfehlen möchte.

An dieser Stelle muß ich es sagen, daß ich nicht alle an unseren dermal bestehenden Wasserheilanstalten üblichen Anwendungen billige, manchmal sogar entschieden mißbillige. Dieselben erscheinen mir viel zu stark und – man verzeihe den Ausdruck – viel zu einseitig. Gar zu vieles wird über denselben Leisten geschlagen und viel zu wenig nach meinem Dafürhalten unterschieden zwischen den verschiedenen Patienten, ihrer größeren oder geringeren Schwäche, der mehr oder minder tief eingesessenen Krankheit, deren mehr oder weniger weit fortgeschrittenen Verwüstungen und Folgen usw. Darin gerade, in der Mannigfaltigkeit aller Anwendungen und in der verschiedenartigen, jedem einzelnen Patienten durchaus angemessenen Applizierung derselben Anwendung, wird und muß sich der Meister zeigen. Es kamen zu mir aus verschiedenen Heilanstalten Kranke, welche bitter klagend sagten: »Es ist nicht zum Aushalten, es hat mich förmlich ausgeworfen.« Das soll und darf nicht sein. Einst stellte sich mir ein gesunder Mann vor, welcher behauptete, er habe sich beim Waschen in der Frühe verdorben. »Wie haben Sie es denn angestellt?« fragte ich. »Ich habe«, lautete die Antwort, »eine Viertelstunde lang den Kopf unter das Brunnenrohr gehalten, welches eiskaltes Wasser ausspie.« Ein Wunder, wenn sich ein derart Mutwilliger nicht gründlich verderben würde! Wir spotten und lächeln über ein solch törichtes, unvernünftiges Verfahren. Und doch, wie viele, bei denen man voraussetzen mußte, daß sie vernünftig das Wasser anzuwenden wissen, haben ebenso töricht, nach meinem Dafürhalten noch törichter gehandelt und damit für immer die Patienten vom Wasser zurückgeschreckt. Zahlreiche Beispiele könnten meiner Behauptung als ebenso viele schlagende Belege dienen.

Ich warne vor jedem zu starken und vor jedem zu häufigen Anwenden des Wassers. Der sonstige Nutzen des Heilelementes kehrt sich in Schaden, das hoffende Vertrauen des Patienten in Furcht und Entsetzen.

Dreißig Jahre lang habe ich sondiert und jede einzelne Anwendung an mir selbst probiert. Dreimal – ich gestehe es offen –

sah ich mich veranlaßt, mein Wasserverfahren zu ändern, die Saiten abzuspannen, von der Strenge zur Milde, von großer Milde zu noch größerer herabzusteigen. Nach meiner heutigen, bereits über 17 Jahre feststehenden und durch zahllose Heilungen erprobten Überzeugung wendet jener das Wasser mit den vorteilhaftesten Wirkungen und sichersten Resultaten an, welcher es in der einfachsten, leichtesten, schuldlosesten Form zu gebrauchen weiß.

In welchen Formen ich das Wasser als Heilmittel benütze, das besagt dieses Büchlein, welches von den Wasseranwendungen handelt.

Im andern Büchlein (man lese dessen besondere Einleitung) habe ich den Landleuten insbesondere einige Mittel für eine Hausapotheke zusammengestellt, welche wie die Wasseranwendungen selbst im Innern des Körpers einen der drei Zwecke: Auflösung oder Ausscheidung oder Kräftigung verfolgen.

An jeden Fremden, welcher bei mir Hilfe sucht, stelle ich vorerst einige Fragen, um nicht voreilig und zu meinem Schaden zu handeln. Auch dieses Büchlein schuldet noch in Kürze Antwort auf folgende Fragen:

1. Was ist Krankheit, und aus welcher gemeinsamen Quelle fließen alle Krankheiten?

Der menschliche Körper ist eines der wunderbarsten Gebilde aus der Schöpferhand Gottes. Jedes Gliedchen paßt zum Gliede, jedes strenggemessene Glied zum harmonischen, zu staunenswerter Einheit verbundenen Ganzen. Noch merkwürdiger ist das Ineinandergreifen der Organe und ihre Tätigkeit im Innern. Selbst nicht der ungläubigste Arzt und Naturforscher, auch für den Fall, daß er »mit der Lanzette und dem Seziermesser noch keine Seele gefunden«, kann dem unnachahmlichen Menschengebilde die gerechteste und höchste Bewunderung versagen. Der ganze innere und äußere Mensch spielt nur die eine Weise: Alles an und in mir preise den Namen des Herrn! – Dieser Wohlklang und diese Wohlordnung, Gesundheit genannt, wird aufgehoben durch die verschiedenartigsten Störungen, durch die mannigfaltigsten Eingriffe, welche man mit dem Namen »Krankheit« bezeichnet. Krankheiten im inneren, Krankheiten, Leiden am äußeren Körper gehören zu dem täglichen Brot, das die meisten Menschen mit Willen oder Widerwillen kauen müssen.

All diese Krankheiten, welche Namen sie immer führen mögen, haben, so behaupte ich, ihren Grund, ihre Entstehungsursache, ihr Würzelchen, ihren Keim im Blute, vielmehr in Störungen des Blutes, mag dieses nun in seiner im gesunden Zustande geordneten Zirkulation gestört oder in seiner Zusammensetzung, in seinen Bestandteilen durch nicht dahin gehörige, schlechte Säfte verdorben sein. Gleich wohlgeordneten Bewässerungsanlagen durchzieht das Adernetz mit seinem roten Lebenssafte den ganzen Körper, alles, jeden Teil, jedes Organ des Körpers in seiner ihm zuträglichen Art nährend, befruchtend. Im Maße liegt die Ordnung; jedes Zuviel und jedes Zuwenig im Tempo des Blutumlaufes, jedes Eindringen fremdartiger Elemente stört den Frieden, die Eintracht, bewirkt Zwietracht, setzt an Stelle der Gesundheit – Krankheit.

2. Wie erfolgt die Heilung?

An den Spuren im Schnee erkennt der geübte Jäger das Wild. Den Spuren geht er nach, wenn er den Hirsch, die Gemse, den Fuchs erjagen will. Der tüchtige Arzt weiß schnell, wo die Krankheit steckt, wo ihr Ursprung ist, welche Ausdehnung sie genommen. Die Symptome zeigen ihm die Krankheit, diese bezeichnet ihm die zu wählenden Mittel. Höchst einfach ist dieses Verfahren, dieser Prozeß, möchte mancher sagen. Zuweilen ja, zuweilen auch nicht. Wenn jemand mit erfrorenen Ohren zu mir kommt, so weiß ich, das hat die Kälte getan; wer am Mühlstein sitzt und plötzlich wegen zerquetschter Finger laut aufschreit, den werde ich nicht fragen, wo es denn eigentlich fehle. Gar nicht so einfach verhält es sich schon mit ganz gewöhnlichen Kopfbeschwerden oder gar mit Magen- oder Nerven- oder Herz- und anderen Leiden, welche nicht nur einer mehr-, ja vielfachen Ursache entstammen, sondern sehr oft von Leiden benachbarter Organe herrühren können, welche Leiden den Magen, das Herz, die Nieren usw. schlimm beeinflussen, nachteilig auf dieselben einwirken. Ein Strohhalm macht das Perpendikel der größten Ganguhr stillestehen. Die kleinste Kleinigkeit vermag das Herz in die peinliche Unruhe zu versetzen. Die Kleinigkeit sofort zu finden, darin besteht die Kunst. Diese Untersuchung kann oft sehr kompliziert, überaus verwickel sein, und die mannigfaltigen Täuschungen sind nicht ausgeschlossen. Man wird hiervon im dritten Teile dieses Buches Beispiele finden.

Wenn ich mit dem Fuße oder mit einer Axt an den Stamm einer jungen Eiche schlage, so bebt der Stamm, es zittert jeder Ast, und es bewegt sich jedes Blatt. Wie verkehrt, wollte ich schließen: Das Blatt zittert, es muß angegriffen, von irgendeinem Gegenstande berührt worden sein! Nein, weil der Stamm zittert, zittert auch der Ast und das Blatt als Teil und Teilchen des Stammes. Die Nerven sind solche Äste am Baume des Körpers. »Er hat ein Nervenleiden, die Nerven sind angegriffen.« Was heißt das? Nein, der ganze Organismus hat einen Schlag erhalten, ist geschwächt worden. Deshalb zittern leider auch die Nerven.

Zerschneide vorsichtig mit der Schere einen vom Mittelpunkt zur Peripherie (zum äußersten Kreis) laufenden Netzfaden des Kunstgewebes der Spinne! Das ganze Netz fährt zusammen, die mit wunderbarer Genauigkeit gesponnenen, wie mit dem Zirkel abgemessenen Vierecke und Dreiecke bilden auf einmal die unregelmäßigsten, ungeordnetsten Figuren. Wie töricht, wollte ich urteilen: Das ist ein verworrenes Ding, die Spinne muß sich vergessen und beim Weben ihres Seidenhauses dieses Mal wesentliche

Fehler begangen haben. Spanne den kleinen Faden wieder an, und die frühere, wundersame Ordnung ist augenblicklich hergestellt! Den einzigen winzigen Faden suchen und finden, darin liegt die Kunst. Wer statt dessen im Gespinste herumtappt, wird es ganz zerstören. Die Anwendung überlasse ich einem jeden selbst und schließe nur mit der eigentlichen Antwort auf unsere Frage: Wie einfach, unkompliziert und leicht, ich möchte sagen, fast jede Täuschung, jeden Irrtum ausschließend ist die Heilung, wenn ich weiß, jede Krankheit ruht in Störungen des Blutes! Die Arbeit der Heilung kann nur die zweifache Aufgabe haben: Entweder muß ich das ungeordnet zirkulierende Blut wieder zum richtigen und normalen Laufe zurückführen, oder ich muß die schlechten, die richtige Zusammensetzung des Blutes störenden, das gesunde Blut verderbenden Säfte, Stoffe (Krankheitsstoffe) aus dem Blute auszuscheiden suchen.

Eine weitere Arbeit, die Kräftigung des geschwächten Organismus ausgenommen, gibt es nicht.

3. Auf welche Weise bewirkt das Wasser die Heilung?

Den Tintenfleck auf der Hand wäscht das Wasser schnell ab, die blutende Wunde reinigt es aus. Wenn du im Sommer nach angestrengtem Tagewerk dir mit frischem Wasser den verkrusteten Schweiß von der Stirne waschest, so lebst du neu auf: es kühlt, kräftigt und tut wohl. Die Mutter gewahrt auf dem Köpfchen ihres Kleinen Schuppen und festsitzende Krusten. Sie nimmt warmes Wasser oder gar Lauge und löst die Unreinigkeiten auf.

Auflösen, ausleiten (gleichsam abwaschen), kräftigen, diese drei Eigenschaften des Wassers genügen uns, und wir stellen die Behauptung auf:

Das Wasser, speziell (im besonderen) unsere Wasserkur, heilt alle überhaupt heilbaren Krankheiten; denn ihre verschiedenen Wasseranwendungen zielen darauf ab, die Wurzeln der Krankheit auszuheben; sie sind imstande:

a) die Krankheitsstoffe im Blute auszulösen;
b) das Ausgelöste auszuscheiden;
c) das so gereinigte Blut wieder in die richtige Zirkulation zu bringen;
d) endlich den geschwächten Organismus zu stählen, d.i. zu neuer Tätigkeit zu kräftigen.

4. Woher stammt die Empfindsamkeit der jetzigen Generation, woher die auffallend schnelle Empfänglichkeit für alle möglichen Krankheiten, welche man, zum Teil wenigstens, früher nicht einmal dem Namen nach kannte?

Diese Frage würde mir gewiß mancher gerne schenken. Gleichwohl erscheint sie mir von besonderer Wichtigkeit, und ich zögere nicht, zu sagen, diese großen Übelstände rühren vorzüglich her von dem Mangel an Abhärtung. Die Verweichlichung der heutzutage lebenden Menschen hat einen hohen Grad erreicht. Die Schwächlichen und Schwächlinge, die Blutarmen und Nervösen, die Herz- und Magenkranken bilden fast die Regel, die Kräftigen und Kerngesunden die Ausnahme. Man fühlt sehr empfindlich jeden Wechsel der Witterung; der Übergang der Jahreszeiten geht nie vor sich ohne Schnupfen und Katarrh; selbst der zu schnelle Eintritt von der kalten Straße ins warme Zimmer bleibt nicht ungerächt usw., usw. Das war doch vor 50, 60 Jahren noch ganz anders; wohin sollen wir kommen, wenn, wie die allgemeine Klage der Besonnenen lautet, es mit der Menschenkraft und dem Menschenleben so rapid, so auffallend schnell bergab geht, wenn das Hinsiechen schon anfängt, ehe das kräftige Leben noch begonnen? Es ist hohe Zeit, daß man endlich zur Einsicht komme.

Einen kleinen Beitrag zur Remedur (Heilung) solcher Notstände mögen die wenigen schuld- und gefahrlosen Mittel bieten, welche ich zur Abhärtung der Haut, des ganzen Körpers und einzelner Körperteile den Wasseranwendungen beifüge. Es wurden diese Mittel bereits von zahllosen Personen aus allen Ständen, von manchen mit anfänglichem kopfschüttelnden Lächeln akzeptiert, später aber mit bejahendem Nicken und mit sichtlichen Erfolgen praktiziert. *Vivant sequentes!*

Ebenso wichtige Kapitel wie über die Abhärtung wären zu schreiben über die Ernährung, Kleidung und Lüftung. Davon vielleicht ein andermal. Ich weiß, meine Sonderansichten werden auf großen Widerspruch stoßen. Gleichwohl halte ich fest an denselben; denn eine langjährige Erfahrung erst hat sie gereift. Es sind nicht Pilze, die über Nacht im Gehirne aufschossen; es sind Edelfrüchte, manchem eingefleischten Vorurteil hart und herb, einem gesunden Geistesmagen aber vortrefflich mundend.

Es soll nur angedeutet werden, daß bezüglich der Ernährung bei mir die Hauptregel lautet: Trockene, einfache, kräftige, nicht verkünstelte und durch scharfe Gewürze verdorbene Hausmannskost und das unverfälschte Getränk, das in jedem Quell der liebe Herrgott spendet, beides genügsam gebraucht, ist dem Menschenkörper am besten und förderlichsten. (Ich bin nicht Puritaner und gestatte gern ein Glas Wein oder Bier, lege demselben aber durchaus nicht die allgemein beliebte Bedeutung bei. Vom medizinischen Standpunkt aus, nach Krankheiten z.B., mögen diese Getränke zuweilen eine Rolle spielen; in gesundem Zustand indessen lege ich dem Obst größere Bedeutung bei.)

In der Bekleidung folge ich dem Grundsatz der Altvorderen: Selbst gesponnen, selbst gemacht, ist die beste Landestracht. Ich bin zunächst gegen die auffallende Ungleichheit oder vielmehr ungleichmäßige Verteilung der Bekleidung, zumal im Winter – ein großes Verderben für die Gesundheit. Der Kopf hat seine Pelzmütze; der Hals die feste Halsbinde, darüber den meterlangen Wollschlips; die Schultern tragen eine drei- bis vierfache Decke, beim Ausgehen noch den Überwurf oder gar den Pelzkragen; die Füße allein, die armen, vernachlässigten Füße, bedecken wie im Sommer die Socken oder Strümpfe, die Schuhe oder Stiefel. Was folgt aus dieser unvernünftigen Parteilichkeit? Das obere Umgebinde und Umgewinde zieht, wie eine Pumpe das Wasser, Blut und Wärme in den oberen Stock, die unteren Körperteile werden blutarm und kalt, Kopfweh, Kongestionen, Erweiterung der Kopfadern, hundert Übelbefinden und Nöte sind damit gelöste Rätsel. Im weiteren bin ich gegen die direkte, unmittelbar den Leib berührende Wollbekleidung und für die Bekleidung mit dem trockenen, festen, kernhaften, unverkünstelten Linnen oder Reisten. Letzteres ist mir die liebste Haut auf der Haut, welche diese nie verweichlicht, vielmehr ihr stets die besten Frottierdienste tut. Das vielzweigige, haarige, fettige Wollgeflecht auf bloßem Körper (wie die Wolle meinen Zwecken dient, sagt das Allgemeine zu den Wasseranwendungen) gilt mir als Säfte- und Wärmesauger, als Mitursache der schrecklich wuchernden Blutarmut unserer schwachen, elenden Generation. Das neueste Wollregime in verbesserter Auflage wird dieser Blutarmut nicht ab- und dem Blut nicht aufhelfen. Die jüngeren Leute können es erleben und das Regime überleben.

Ich komme an die Lüftung. Den Fischen, die aus Quellwasser kommen, insbesondere den Gebirgsforellen, geben wir bei weitem den Vorzug. Bachfische stellen wir zurück; Fische aus Sümpfen und Mooren mit dem ekligen Geschmack schenken wir einem jeden. Es gibt auch eine Sumpf- und Moorluft. Wer sie einatmet, füttert seine Lunge mit Pesthauch. Die Luft, zum drittenmal eingeatmet, sagt ein berühmter Arzt, wirkt giftartig. Ja, wenn die Leute das verständen und übten, in ihren Wohn- und insbesondere Schlafzimmern stets möglichst reine, frische, sauerstoffhaltige Luft zu haben, viel Unwohlsein und viele Krankheiten blieben ihnen erspart. Die reine Luft wird verdorben hauptsächlich durch das Atmen. Wir wissen gar nicht wohl, daß 1–2 Weihrauchkörnchen, welche man auf der Glut vergehen läßt, ein ganzes Zimmer mit Wohlgeruch erfüllen. Wir wissen auch, daß 15–20 Zigarren- oder Pfeifenzüge hinreichen, einen großen Raum nach Tabakqualm riechen zu machen. Das Kleinste, Unbedeutendste reicht oft hin, die reine Luft in der einen oder andern, angenehmen oder unangenehmen Weise zu verderben. Ist das Atmen nicht einem solchen Rauch ähnlich?

Wie viele Atemzüge machen wir in einer Minute, in einer Stunde, bei Tag, bei Nacht!

Wie verdorben muß die reine Luft werden, wenn wir den Qualm auch nicht sehen! Und wenn ich nicht lüfte, d.i. die schlimme, durch Kohlensäure (lebensfeindliche Luft) verdorbene Atmosphäre nicht erneuere, welch verdorbene und Verderben anrichtende Miasmen (Gestänke) werden in die Lunge einströmen? Die Folgen können und müssen nun gleichfalls schlimme, schädliche sein.

Wie Atmen und Ausdünstung, ebenso nachteilig wirkt auf die reine, gesunde Lebensluft eine zu große Wärme, insbesondere eine zu große Zimmerwärme. Auch sie macht die Luft schlecht und, da sie den Sauerstoff, das die Luft belebende Element, verzehrt und tötet, zum Leben unfähig, für das Einatmen schädlich. 12–14 °R Wärme sind ausreichend, 15 °R sollen nie überschritten werden.

Man sorge für gründliche Lüftung sämtlicher Wohn- und Schlafräume und führe dieselbe täglich mit Konsequenz und Ausdauer durch in einer Ordnung, wie sie niemanden belästigt, der Gesundheit eines jeden nützt. Große Sorgfalt verwende man vor allem auf die Lüftung der Betten.

Ich habe gesagt, was ich an dieser Stelle zu sagen für gut befand. Das Gesagte genügt, ein Bild des anklopfenden Fremden zu geben; man möge ihn entweder freundschaftlich einlassen oder ungehört von der Türe weisen. Auf beide Arten des Empfanges bin ich gefaßt, und mit beiden erkläre ich mich zufrieden.

Allgemeines

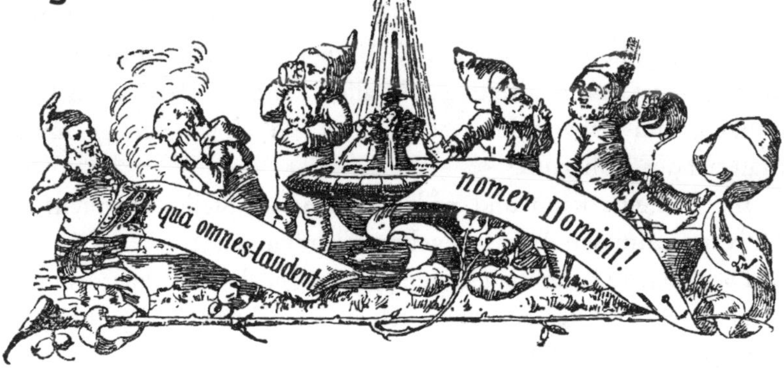

Die von mir gebrauchten und in diesem ersten Teile beschriebenen Wasseranwendungen teilen sich in

Aufschläger
Bäder
Dämpfe
Gießungen
Waschungen
Wicklungen
Trinken des Wassers

Die Unterabteilungen einer jeden Anwendung enthält das Inhaltsverzeichnis. Fremdklingende Übungen sind namentlich und sachlich an Ort und Stelle erklärt.

Dem Wesen aller Krankheiten entsprechend, wonach diese durch Störungen des Blutes, nämlich durch anormalen, fehlerhaften Blutumlauf oder durch dem Blute beigemischte, verdorbene fremdartige Bestandteile, die Krankheitsstoffe, entstehen, verfolgen die Wasseranwendungen den dreifachen Zweck: des Auflösens, des Ausscheidens der Krankheitsstoffe und der Kräftigung des Organismus.

Im allgemeinen kann gesagt werden, daß der erste Dienst des

Lösens von allen Dämpfen und den warmen Kräutervollbädern besorgt wird; der zweite Dienst des Ausscheidens von sämtlichen Wicklungen, zum Teil von den Gießungen und Aufschlägern; der dritte Dienst der Kräftigung von allen kalten Bädern, allen Gießungen, zum Teil von den Waschungen, endlich von dem gesamten Material der Abhärtung.

Ins Einzelne kann und will ich an dieser Stelle, um nicht zu Mißverständnissen Anlaß zu geben, nicht eingehen.

Da eine jede Krankheit in den oben angegebenen Blutstörungen wurzelt, so leuchtet ein, daß auch in einem jeden Krankheitsfall alle drei Arten der Anwendung oder, mit anderen Worten, verschiedene Anwendungen vorkommen müssen, welche mehr oder weniger auflösen, ausleiten und kräftigen; ferner, daß nicht der kranke Körperteil allein, etwa der Kopf oder der Fuß oder die Hand, in Behandlung kommt, sondern stets der ganze Körper, den ja in solchem Fall krankes Blut durchströmt: die kranke Stelle mit Vorzug und besonderer Berücksichtigung, der übrige Körper als Mitleidender. Es wäre einseitig und gefehlt, in diesen zwei wichtigen Punkten anders handeln zu wollen.

Wer immer das Wasser, so wie ich es denke und wünsche, als Heilmittel gebraucht, dem sind die Anwendungen niemals Selbstzweck, d.h., er wird nie eine Anwendung vornehmen, weil es ihm jetzt gerade so gefällt; er wird nie wie ein Tor Vergnügen daran haben, daß er mit recht vielem, mit Dämpfen und Güssen und Wickeln, »hantieren und prahlen und wüten« kann. Die Anwendungen werden einem Verständigen stets nur Mittel zum Zweck sein. Erreicht er diesen durch das gelindeste Wasser, er wird glücklich sein; denn seine Aufgabe ist ja nur, der nach Gesundheit, d.i. nach selbsteigener und selbständiger Tätigkeit, ringenden Natur zu dieser Freitätigkeit zu verhelfen, die Krankheitsbande, die Leidensketten zu lösen, auf daß sie ungehindert und frisch und freudig alle Arbeit wieder allein tue. Nach Vollendung dieser Aufgabe zieht der Heilende sofort und gerne seine Hand zurück.

Diese Bemerkung ist wichtig, noch wichtiger das Darnachachten. Gar nichts nämlich bringt das Wasser als Heilelement so sehr in Verruf und Mißkredit als indiskretes, maß- und vernunftloses Anwenden, scharfes, strenges, schroffes Verfahren. Diejenigen, ja allein diejenigen, ich kann es nicht oft genug wiederholen, welche sich als Sachverständige im Wasserheilverfahren aufspielen, aber mit ihrem endlosen Wickeln, ihren fast das Blut austreibenden Dämpfen u. U. jeden Patienten abschrecken, richten den größten Schaden an, der nur überaus schwer wiedergutzumachen ist. Ich heiße das nicht das Wasser zu Heilzwecken gebrauchen, ich heiße solche Gewalttaten – man verzeihe den Ausdruck – dem Wasser Schande antun.

Wer immer die Wirkungen des Wassers versteht und in seiner überaus mannigfaltigen Art anzuwenden weiß, besitzt ein Heilmittel, welches von keinem anderen, wie immer Namen habenden Mittel übertroffen werden kann. Keines ist mannigfaltiger in der Wirkung, sozusagen dehnbarer als das Wasser. In der Schöpfung beginnt es mit den unsichtbaren Luft- oder Dampfkügelchen, setzt sich fort im Tropfen und schließt ab mit dem den größten Teil der Erde erfüllenden Weltmeer. Das muß jedem Hydropathen ein Fingerzeig sein und jedem sagen, daß eine jede Anwendung, mag sie Wasser in tropfbar oder dehnbar flüssiger Form erfordern, der Steigerung von dem gelindesten bis zum höchsten Grade fähig sei, daß in jedem Einzelfalle nicht der Patient sich nach dem Wickel, dem Dampf usw., sondern jederzeit jedwelche Anwendung sich nach dem Patienten zu richten habe.

In der Auswahl der zu treffenden Anwendungen zeigt sich der Meister. Der Heilende wird den zu Heilenden ohne jede Auffälligkeit streng prüfen. Zuerst werden die sekundären Leiden in die Augen springen, d. i. die Nebenkrankheiten, welche wie Giftpilze aus dem inneren Krankheitsboden hervorschießen. Sie lassen in der Regel schnell auf den Herd der Krankheit, auf das Hauptleiden schließen. Man fragt und sieht nach, wie weit die Krankheit vorangeschritten, welches Unheil sie bereits angerichtet. Dann schaut man den Patienten an, ob er alt oder jung, schwach oder stark, mager oder korpulent, ob er blutarm, nervös usw. sei. All diese Punkte und noch andere mehr zeichnen in den Geist das richtige Krankenbild, und erst wenn dieses klar und fertig ist, greift man in die Wasserapotheke und wendet an nach dem Grundsatze: Je gelinder, je schonender – desto besser und wirksamer.

Im allgemeinen mögen an dieser Stelle noch folgende Bemerkungen Platz finden, welche die sämtlichen Wasseranwendungen angehen.

Keine wie immer Namen habende Anwendung kann schaden, wenn dieselbe in der vorschriftsmäßigen Weise genommen wird.

Die meisten derselben geschehen mit kaltem Wasser, sei es Brunnen-, Quell-, Flußwasser o. a. In allen Fällen, in denen nicht extra warmes Wasser verordnet ist, gilt der Ausdruck »Wasser« stets nur von kaltem Wasser. Dabei folge ich dem Erfahrungsgrundsatze: je kälter, desto besser. Zur Winterzeit mische ich für Gesunde in das zu Güssen bestimmte Wasser noch kältenden Schnee. Man werfe mir nicht Schroffheit vor; denn man bedenke die überaus kurze Dauer meiner Kaltwasseranwendungen. Wer es einmal gewagt hat, hat es immer gewonnen, alle Vorurteile sind ihm benommen. Indessen bin ich nicht unerbittlich.

Anfängern in der Wasserkur, schwächlichen, insbesondere ganz jungen und älteren, hochbetagten Personen, Kranken, welche das Kalte zurückschreckt, Leuten, welche wenig Naturwärme haben; Blutarmen und Nervösen gönne ich namentlich zur Winterzeit zum gewärmten Bad- und Gießraume (14–15 °R) mit Freuden für den Beginn laues, »abgeschrecktes« Wasser zu einer jeden Anwendung. Die Fliegen locke ich ja auch mit Honig, nicht mit Salz oder Essig.

Die warmen Anwendungen erhalten in jedem einzelnen Fall bezüglich der Wärmegrade, der Dauer usw. genaue spezielle Vorschriften. Die Wärmegrade, mit °R bezeichnet, bedeuten stets Grad Reaumur.

Betreffs der kalten Anwendungen schulde ich in Kürze noch einige Winke, welche das Verhalten vor, während und nach der Anwendung regeln.

Niemand wage es, bei Kältegefühl, Frösteln usw. irgendeine kalte Anwendung vorzunehmen, wenn dieses an der betreffenden Stelle nicht extra erlaubt ist. Die Anwendung soll tunlichst schnell (jedoch ohne Angst und Hast) vorgenommen werden; auch beim Aus- und Ankleiden sollen durchaus keine Verzögerungen eintreten, z.B. durch langsames Zuknöpfen, Binden. All diese Nebenarbeiten können geschehen, wenn der ganze Körper einmal ordentlich bedeckt ist. Ein kaltes Vollbad soll, um ein Beispiel anzuführen, zum Auskleiden, Baden und Ankleiden die Zeit von 4–5 Minuten nicht übersteigen. Es bedarf dazu nur einiger Übung. Sooft bei einer Anwendung steht: »1 Minute«,[1] soll damit die kürzeste Zeitdauer ausgedrückt werden; wenn es heißt 2–3 Minuten, so soll die Kälte wohl nachhaltiger, aber doch nicht länger einwirken.

Nach keiner wie immer Namen habenden kalten Anwendung wird (außer dem Kopfe und den Händen bis zur Handwurzel – letzteres, um beim Anziehen der Kleider diese nicht naß zu machen) der Körper je abgetrocknet. Den nassen Körper bedeckt man sofort mit dem trockenen Hemde und den andern Kleidungsstücken; man tut dieses möglichst schnell, wie gesagt wurde, um tunlichst bald alle nassen Stellen luftdicht abzuschließen. Dieses Verfahren erscheint manchen, ja den meisten eigentümlich, da sie meinen, sie müßten jetzt den ganzen Tag »naß herumlaufen«. Bevor sie ein Urteil fällen, mögen sie es nur einmal probieren. Sie

[1] Landleuten, welche mit Taschenuhren nicht versehen sind oder mit denselben auf gespanntem Fuße stehen, rate ich immer, sie sollen auf 1 Minute 2 Vaterunser rechnen.

werden es alsbald fühlen, wozu das Nichtabtrocknen taugt und gut ist. Das Abtrocknen ist ein Reiben und erzeugt, da es unmöglich an allen Stellen auf ganz gleichmäßige Weise geschehen kann, ungleichgradige Haut- und Naturwärme, was bei Gesunden wenig, bei Kranken und Schwachen oft sehr viel zu bedeuten hat. Das Nichtabtrocknen verhilft zu der geordnetsten, gleichmäßigsten und schnellsten Naturwärme. Es geschieht gleichsam, wie wenn man Wasser ins Feuer spritzt. Die innere Körperwärme benützt das am äußersten Körper anklebende Wasser als Material zu rascher Bildung intensiverer, größerer Wärme. Wie gesagt, nur auf eine Probe kommt es an.

Dagegen verordne ich streng, daß der Angekleidete nach jeder Wasseranwendung sich Bewegung mache (geschehe es durch Arbeit oder Spazierengehen), welche so lange dauere, bis alle Teile des Körpers vollkommen trocken und normal warm sind. Im Beginn der Bewegung kann man etwas rascher gehen, nach Eintritt der Wärme langsamer. Man fühlt selbst am besten, wann die normale Körperwärme eingetreten ist und die Bewegung, das Gehen aufhören kann. Solche Patienten, welche schnell erhitzt sind und leicht in Schweiß kommen, sollen gleich von Anfang an langsamer und eher etwas länger gehen und ja nicht schwitzend oder erhitzt sich setzen, selbst nicht im warmen Zimmer. Ein Katarrh wäre die unausbleibliche Folge.

Als Regel für alle kann gelten, daß die Minimalzeit, die kleinste Zeit der Bewegung nach einer Anwendung, stets eine Viertelstunde betragen soll. Wie dieselbe ausgefüllt werde (durch Gehen, körperliche Arbeit usw.), bleibt sich, wie gesagt, gleich.

Diejenigen Anwendungen, welche das Bett vorschreiben, vornehmlich die Aufschläger und die Wicklungen, enthalten diese Notiz an Ort und Stelle, ebenso das einer jeden besonderen Übung Eigenartige. Wer bei einer solchen Anwendung einschläft, den soll man im Frieden schlafen und ruhen lassen, selbst wenn die vorgeschriebene Zeit vorüber ist. Wie beim kleinsten und größten Bedürfnis versieht auch hier die Natur selbst die besten und genauesten Weckuhrdienste.

Sind Tücher notwendig, so verstehe ich darunter niemals feine Leinwand, sondern körniges, wo möglich gröberes Reisten. Wenn einfache arme Leute statt dessen nur abgenützten Zwillich (Zwilch), einen hänfenen Kaffeesack oder noch Ärmere einen weichen »Rupf« o.a. zur Hand haben, so sind sie nicht im Nachteil. Zum Abwaschen des Körpers, was oft vorkommt, taugt ebenfalls am besten ein ziemlich grobes, linnenes oder hanfenes Tuchstück.

Aus Gründen, welche ich in der Einleitung kurz andeutete, bin ich gegen die Wolle als Kleidungsstück auf bloßer Haut. Dagegen dient mir der Wollstoff vorzüglich als Umhüllung, z.B. des eiskalten Wickels. Er entwickelt rasche und reichliche Wärme und steht in dieser Beziehung unübertroffen da. Aus dem gleichen Grunde empfehle ich bei solchen Anwendungen das Federbett als Zudecke.

Das sogenannte Frottieren, ob es nun durch Reiben oder Bürsten oder sonst einen Gewaltakt geschehe, findet bei meinen Anwendungen keine Stelle. Den einen Zweck desselben, der im Erwärmen besteht, erfüllt bei mir gleichmäßiger und egaler das Nichtabtrocknen; den andern, nämlich die Öffnung der Poren, die Steigerung der Hauttätigkeit usw., besorgt das grobe Linnen- oder Reistenhemd, wieder mit dem Vorteile, daß dieses nicht wie die Bürste minutenlang, sondern bei Tag und bei Nacht, ohne Opfer von Zeit und Kraft arbeitet. Wenn an manchen Stellen von kräftiger Abwaschung die Rede ist, so verstehe ich darunter lediglich ein schnelles Abwaschen der ganzen zu behandelnden Stelle. Das Naßwerden, nicht das Geriebenwerden, ist die Hauptsache.

Ein Punkt möge hier noch erwähnt werden. Die Anwendungen am Abend, in der Zeit vor dem Schlafengehen, behagen den meisten Menschen nicht, sie werden dadurch aufgeregt, gleichsam aus dem beginnenden Schlafe gerüttelt. Andere dagegen wiegt eine gelinde Abendanwendung in sanften Schlaf. Ich empfehle solche Anwendung im allgemeinen nicht, rate indessen einem jeden, er möge in diesem Stücke nach seinem Gutdünken, nach seinen Erfahrungen handeln, da ja er allein auch die Folgen zu tragen haben wird.

Ich schließe diesen allgemeinen Teil mit dem Wunsche, daß durch die Wasserübungen recht viele Gesunde noch mehr erstarken und recht viele Kranke genesen mögen, und beginne vorerst mit einer kurzen Aufzählung der Abhärtungsmittel, sodann mit der eigentlichen Abhandlung über die bei mir im Gebrauch stehenden Wasseranwendungen.

Abhärtungsmittel

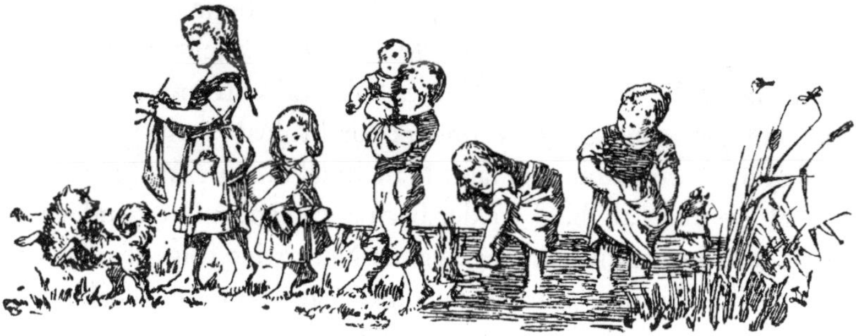

Als Abhärtungsmittel nenne ich:

1. das Barfußgehen
2. das Gehen im nassen Gras
3. das Gehen auf nassen Steinen
4. das Gehen im neugefallenen Schnee
5. das Gehen im kalten Wasser
6. das Kaltbaden der Arme und Beine (Füße)
7. den Knieguß (mit oder ohne den Oberguß)

1. Das natürlichste und einfachste Abhärtungsmittel besteht im *Barfußgehen.*

Dieses kann, entsprechend den verschiedenen Ständen und Lebensaltern, auf die mannigfaltigste Weise geübt werden.

Ganz kleine Kinder, welche noch gänzlich auf die Hilfe anderer angewiesen und in die Windeln, ins Tragekissen, ans Zimmer gebannt sind, sollen wo möglich nie eine Fußbekleidung tragen. Könnte ich doch dieses allen Eltern, besonders den allzu besorgten Müttern, als Kanon, als feststehende, unumstößliche Regel tief einprägen! Mit Vorurteilen behaftete Eltern, die sich dazu nie verstehen wollen, mögen sich der kleinen Unbeholfenen erbarmen und zum mindesten für eine solche Fußbekleidung sorgen, durch welche die frische Luft leicht auf die Haut dringen kann.

Kinder, welche bereits stehen und gehen können, wissen sich schon selbst zu helfen. Ohne alle Menschenrücksichten werfen sie die lästigen, die Füße quälenden Schuhe und Strümpfe von sich und sind ganz glückselig, besonders zur Frühjahrszeit, wenn man sie sich frei herumtummeln läßt. Manchmal blutet eine Zehe; doch das hält sie nicht ab, bald wieder barfuß zu gehen. Die Kinder tun dieses ganz instinktiv, einem gewissen Naturtrieb folgend, den wir Alte auch verspüren würden, wenn die überfeinerte, schablonierende, Schraubstockdienst tuende, alles Natürliche wegdrechselnde Bildung uns nicht vielfach allen gesunden Sinn genommen hätte.

Die Kinder der Armen werden in ihrem Vergnügen selten gestört. Weniger vom Glück begünstigt sind die Kinder der Vornehmen und Reichen, und sie fühlen wahrlich das Bedürfnis nicht weniger als ihre Kameraden aus armem Stand. Ich sah einst die Knaben eines hohen, angesehenen Beamten. Kaum glaubten sie sich aus der Schußweite der durchdringenden Augen des gestrengen Herrn Papa, da flogen auch schon die feinen Schühchen und die noch feineren roten, gelben, weißen Strümpfchen über alle Hecken, und fort ging's im Galopp über die saftiggrüne Wiese. Die Mama, eine Frau von gesundem Sinne, sah dieses nicht ungern; erblickte aber zufällig der Papa seine Prinzen in solchem ungehörigen Aufzuge, dann gab es lange Strafpredigten und noch längere Standesunterweisungen über Unbildung und Bildung und Standesgefühl und Standesehre. Das ging den Kleinen so tief zu Herzen, daß sie anderentags noch munterer barfuß im Grase hüpften. Nochmals sage ich: Lasse man wenigstens den noch nicht verbildeten Kindern ihre Freude!

Einsichtige Eltern, welche solches gerne gestatten wollten, aber in der Stadt leben und keinen einsamen Garten oder Rasenplatz besitzen, können den Kleinen das Barfußgehen zu gewissen Zeiten in irgendeinem Zimmer, auf irgendeinem Gange usw. gestatten, wenn nur die Füße wie Gesicht und Hände zuweilen einmal frei aufatmen, nach Fußeslust frische Luft einsaugen, sich in ihrem Elemente bewegen können.

Erwachsene Leute der ärmeren Klassen, insbesondere auf dem Lande, brauche ich nicht zu ermahnen; dieselben gehen viel barfuß und beneiden nicht den reichsten Städter um seine vornehmen, ausgeschnittenen oder nicht ausgeschnittenen, lackierten oder geschnürten Fußfoltern, die pressenden und die Füße fesselnden Schuhe und Strümpfe. Törichte Landleute mit städtischen Manieren, die sich schämen, es den ihrigen gleichzutun, sind durch ihren Eigendünkel gestraft genug; die altmodischen Konservativen sollen an der guten Tradition treu festhalten. In meiner Jugendzeit ging auf dem Lande alles barfuß: Kinder und Erwachsene, Vater und Mutter, Bruder und Schwester. In die Schule, zur Kirche waren die Wege stundenweit; die Eltern gaben uns ein Stück Brot und einige Äpfel zur Reisezehrung, so auch Schuhe und Strümpfe als Fußbekleidung. Doch diese hingen wir bis zum Eintritt in die Schule oder in die Kirche über die Arme oder über die Achsel, nicht allein zur Sommer-, selbst in der kälteren Jahreszeit. Kaum machte im beginnenden Frühling auf der Höhe meiner Heimat der Schnee Miene, sich zurückzuziehen, da traten unsere bloßen Füße schon ihre Spuren in den mit seinem Wasser getränkten Boden, und wir fühlten uns froh, heiter und gesund dabei.

Erwachsene in den Städten, gar solche, welche besseren, ja den vornehmen Ständen angehören, können dieser Übung sich nicht unterziehen, das ist klar. Wenn sie in ihrem Vorurteile bereits so weit gekommen sind, daß sie meinen, sie könnten, wenn ihre zarten Füße beim Aus- oder Ankleiden nur einen Augenblick auf dem bloßen Boden des Salons, nicht auf warmen, weichen Teppichen stehen, Rheumatismus, Katarrh, Halsleiden oder ähnliches sich zuziehen, so lasse ich sie vollkommen ungestört. Wenn aber manche doch etwas tun und sich abhärten wollten, was hindert sie, abends unmittelbar vor dem Schlafengehen oder in der Frühe beim

Aufstehen 10 Minuten, ¼ Stunde, ½ Stunde lang eine derartige Promenade zu machen? Dieselbe könnte die ersten Male, damit der plötzliche Beginn nicht zu stark empfunden wird, in den Strümpfen, später mit bloßen Füßen und noch später barfüßig also geschehen, daß vor dem Zimmerspaziergang die Füße bis über die Knöchel einige Augenblicke in kaltes Wasser getaucht werden.

Bei guter Einteilung, bei gutem Willen, bei wahrem Streben nach Erhaltung seiner Gesundheit wird ein jeder, selbst der Vornehmste, selbst der in seinem Berufe Angestrengteste, noch so viel Zeit gewinnen, um sich selbst diese Wohltat zu spenden.

Ein mir sehr gut bekannter Priester ging jedes Jahr auf mehrere Tage zum Besuch eines guten Freundes, welcher einen größeren Garten besaß. Der Morgenspaziergang galt stets diesem Garten, dessen durch Tau genäßtes Gras so lange die bloßen Füße labte und den Körper erquickte, als der Geist mit dem Breviergebet beschäftigt war. Gar oft hielt mir dieser Herr Lobreden auf die vortrefflichen Wirkungen des Barfußgehens.

Eine Reihe Namen der höheren und höchsten Stände stünde mir zu Gebote, die den wohlmeinenden Ratgeber nicht verachteten und zu guter Jahreszeit bei Morgengängen im einsamen Wald oder auf abgelegener Wiese durch Barfußgehen sich abzuhärten suchten.

Einer aus dieser verhältnismäßig immer noch sehr kleinen Zahl gestand mir, er habe im Jahre selten eine Woche erlebt ohne einen wenn auch kleinen Katarrh. Diese überaus einfache Übung habe ihn für immer von dieser Empfindsamkeit und Empfänglichkeit befreit.

Den Müttern widme ich an dieser Stelle noch ein besonderes Wort. Es kann kurz sein; denn an anderer Stelle habe ich versprochen, ihnen, wenn Gott mir Leben und Gesundheit schenkt, später einmal einige praktische Winke für eine gute, hauptsächlich den Leib betreffende Erziehung zu geben. Die Mütter sind in erster Linie dazu berufen, für die Heranbildung eines stärkeren, widerstandsfähigeren Geschlechtes zu sorgen, die wuchernde, so arge

Lücken in die menschliche Gesellschaft reißende Verweichlichung, Entkräftung, Blutarmut, Nervosität und wie all die Lebenssauger und Lebensabkürzer heißen, beseitigen zu helfen. Das geschieht durch Abhärtung, durch weise Abhärtung des Kindes vom zartesten Alter an. Luft, Nahrung, Kleidung sind Bedürfnisse, welche der Säugling ebenso notwendig braucht als der Greis. Sie bilden zugleich das Gebiet der Abhärtung. Je reiner die Luft ist, welche das Kleine einatmet, desto besser das Blut. Um dieses schwache Geschöpflein recht schnell an den Aufenthalt in frischer Luft zu gewöhnen, tun diejenigen Mütter gut, welche nach den täglichen warmen Bädern das Kleine 2–3 Sekunden in kälteres, wie von der Sonne erwärmtes Wasser tauchen oder es rasch kalt abwaschen. Das warme Wasser allein macht schlaff und verweichlicht, die abschließende kalte Waschung stärkt, härtet ab und sichert eine gesunde Körperentwicklung. Die anfänglichen Zeichen einer weinerlichen Empfindsamkeit werden bei der dritten oder vierten Anwendung von selbst ausbleiben. Diese Abhärtung stählt die noch ganz kleinen Kinder gegen die so häufigen Erkältungen und deren Folgen und erspart den Müttern, welche diesen Übelständen vorbeugen wollen, die jeden denkenden Menschen wahrhaft entsetzenden Einmummungen und Einhüllungen in Wolle und andere schwere, jeden Luftzutritt hindernde Stoffe. In diesem Stücke wird furchtbar gegen die kleinen Gesundheiten gesündigt. Die zarten Körperchen stecken in förmlichen verbrennenden Wollöfen: der kleine Leib keucht unter der Last der Binden und Decken; das Köpfchen ist eingepuppt, daß ihm Hören und Sehen vergehen müssen, der vor allem abzuhärtende Hals trägt außer den allgemeinen noch besondere Wärmemittel, die ihn gegen die äußere Luft vollends abschließen. Schon wenn der oder die Kleine auf dem Arm des Kindsmädchens ruht, um ausgetragen oder ausgefahren zu werden, sieht die verzärtelnde Mama nochmals nach, ob ja jedes Winkelchen und jede Ecke sorglichst verschlossen sei. Wen darf es bei solchen Umständen, bei diesem gänzlichen Mangel der leisesten Spur von rationellem Abhärtungssinn wundern, wenn Diphterie, Halsbräune usw. jährlich eine unzählbare Schar der kleinen, ich möchte sagen jedem Windhauch erliegenden Wesen hinwegraffen? Wenn viele Familien von Schwächlingen gleichsam wimmeln? Wenn die Mütter über hektische, krampfhafte und andere, früher fast unbekannte Zustände, insbesondere bei den Mädchen, täglich Klage führen? Und wer erst vermöchte die geistigen Gebrechen zu zählen, diese tauben Blüten und faulen Früchte eines Körpers, welcher vor der normalen Entwicklung und Kräftigung schon sein langsames Siechtum beginnt? *Mens sana in corpore sano.* Eine gesunde Seele wohnt nur in einem gesunden Körper. Eine Hauptvorbedingung der Entwicklung einer ausdauernden Gesundheit bildet die frühzeitigste Abhärtung. Daß alle Mütter ihre diesbezügliche Aufgabe und Verantwortung früh genug und tief erfaßten und keine Gelegenheit versäumten, aus guten Quellen sich guten Rat zu holen!

2. Eine besondere, überaus wirksame Art des Barfußgehens ist das *Gehen im nassen Grase*[1], gleichviel, ob dieses durch Tau, Regen oder Wasseraufguß genäßt sei.

Ich kann diese Abhärtungsübung jung und alt, Gesunden und Kranken, unbehindert jeder andern Anwendung, bestens empfehlen. Je nasser das Gras ist, je länger die Übung fortgesetzt und je öfter dieselbe wiederholt werden kann, desto vorzüglicher wird der Erfolg sein. In der Regel dauert der Graslauf 1–3 Viertelstunden.

Nach vollendeter Fußpartie werden alle nicht an die Füße gehörenden Anhängsel, wie Laubgras oder Sand, rasch abgewischt, die Füße indessen nicht abgetrocknet, sondern in statu quo, d.i. naß, wie sie sind, sofort mit trockener Fußbekleidung versehen. Auf das

[1] Das Gehen im nassen Gras ist bei weitem vorzuziehen dem Gehen auf nasser Erde.

Gehen im Gras folgt jetzt ein Gehen mit bekleideten Füßen auf trockenem, mit Sand oder Stein bedecktem Weg, im Beginn etwas schneller, allmählich im gewöhnlichen Tempo. Die Dauer des Gehens hängt ab von dem Trocken- und Warmwerden der Füße und dürfte eine Viertelstunde nicht übersteigen.

Ich ermahne dringend, die Worte »trockene Fußbekleidung« wohl zu bemerken und niemals sich nach dieser Anwendung nasser, angefeuchteter Strümpfe zu bedienen. Die Folgen würden sich in Kopf und Hals bald schon melden; das hieße nicht aufbauen, sondern einreißen. Es dürfte angemessen sein, junge, schnelle, unbesonnene Leutchen an die Vorsicht zu mahnen, die ausgezogenen Schuhe und Strümpfe nicht ins nasse Gras zu werfen, sondern im Trockenen bereitzuhalten, daß sie später die naßkalten Füße warm empfangen und bald wieder in die gehörige Wärme bringen. Diese Übung, wie das Barfußgehen überhaupt, kann vorgenommen werden, selbst wenn die Füße kalt sind.

3. Dem Gehen im nassen Gras kommt in der Wirkung ziemlich gleich das *Gehen auf nassen Steinen,* das vielen bequemer und leichter ist.

Jedes Haus und Häuschen hat im Parterre oder in einem Stockwerk, in der Waschküche oder Backküche usw. ein größeres oder kleines Steinpflaster; beide genügen zu unserem bloßfüßigen Spaziergang auf nassen Steinen. Im langgestreckten Steingang wird man mit beflügeltem Schritt hin- und herwandern; auf einem Fleckchen von 4–5 Steinplatten wird man die Steine treten wie der Winzerbube die Trauben, wie an manchem Ort der Bäckerlehrling den Teig tritt. Die Hauptsache besteht lediglich darin, daß die Steine naß sind und daß man nicht ruhig auf denselben stehe, sondern in ziemlich rascher Bewegung gehe. Zum Benetzen der Steine nimmt man am besten eine Gießkanne oder einen Krug, zieht eine den Raumverhältnissen entsprechende dicke Wasserlinie, welche man durch das Treten erweitert. Sollten die Steine zu rasch trocknen, so müßte das Aufgießen ein-, zuweilen zwei- bis dreimal erneuert werden; hiebei dient das kälteste Wasser am vorzüglichsten.

In Fällen, in denen dieses Abhärtungsmittel zu Heilzwecken verwendet wird, darf seine Anwendungszeit die Dauer von 3–15 Minuten nicht überschreiten. Diese wird sich richten nach dem Zustand des Patienten, ob er stärker oder schwächer, blutarm usw. sei; in der Regel dürften 3–5 Minuten ausreichen. Als reines Abhärtungsmittel von Gesunden kann die Übung bis zu einer halben Stunde und noch länger ohne Schaden ausgedehnt werden. Ich empfehle sie allen jenen, welche eine solide Abhärtung beginnen wollen. Selbst der Schwächste und Empfindlichste möge sich nicht abschrecken lassen!

Wer an kalten Füßen leidet, Halsbeschwerden, Katarrhen leicht zugänglich ist, Blutandrang zum Kopf und von letzterem erzeugtes Kopfweh hat, trete oft diese Steinwanderung an. Er tut gut, wenn er dem aufzugießenden Wasser etwas Essig beimischt.

Für die Bekleidung und Bewegung gelten dieselben Regeln wie beim Gehen im Gras. Wie letzteres, so kann auch das Steingehen mit kalten (vor der Übung nicht warmen) Füßen geschehen.

4. Größere Wirkung als durch die beiden vorhergehenden Übungen wird erzielt durch das *Gehen im neugefallenen Schnee.*

Wir bemerken ausdrücklich: im neugefallenen, frischen Schnee, der sich ballt oder wie Staub den Füßen anlegt, nicht in altem, starrem, festgefrorenen Schnee, welcher zu empfindlich kältet und nichts taugt. Zudem soll diese Wanderung nie angetreten werden bei schneidend kaltem Winde, wohl aber, wenn bei der Frühlingssonne der Schnee schmilzt. Ich kenne manchen, der in solcher Schneesulze ½, eine ganze Stunde, ja 1½ Stunden mit den besten Erfolgen herumspazierte. Eine kleine Überwindung kosteten nur die ersten Minuten des Beginnes; später zeigte sich von Unbehagen oder besonderer Kälte keine Spur mehr. Die regelmäßige Dauer dieses Schneeganges ist 3–4 Minuten. Ich betone ausdrücklich: Es darf nicht stillgestanden, es muß gegangen werden.

Zuweilen kommt es vor, daß gar zu zarte, der äußeren Luft ganz entwöhnte Zehen die Schneekälte nicht ertragen können und Schneefieber bekommen, d.i. trocken, heiß werden, schmerzhaft brennen und aufschwellen. Man erschrecke nicht, die Sache hat keine Bedeutung, und die Heilung erfolgt schnell, wenn man die trockenen Zehen öfters mit Schneewasser tränkt oder mit Schnee leicht reibt.

Die Schneetour kann im Herbst z.B. ersetzt werden durch einen Gang im Grase mit Reif. Das Kältegefühl ist hier viel empfindlicher, da der Körper in dieser Übergangszeit noch zu wenig der Sommerwärme entwöhnt ist. Im Winter selbst vertritt den Schneegang ein Gang auf Steinplatten, welche mit Schneewasser getränkt wurden. Bezüglich des Ankleidens und der Bewegung lese man die bei den vorhergehenden Nummern angegebenen Regeln.

Das sind Torheiten, Narrheiten usw., so lauten in der Regel die Empfehlungen gerade dieser Abhärtungsübung, von der man Erkältungen, Rheumatismen, Halsleiden, Katarrhe, alles mögliche fürchtet. Es kommt alles nur auf eine Probe und kleine Überwindung an; man wird sich bald überzeugen, wie unbegründet die Vorurteile sind und wie der schreckliche Schneegang statt der Nachteile große Vorteile bringt.[1]

Vor vielen Jahren kannte ich eine höhere Beamtenfrau. Die energische Mutter hielt große Stücke auf die Abhärtung ihrer Kinder: wählerisches Verfahren beim Essen oder Trinken wurde durchaus nicht geduldet, Klagen über Witterung, Wärme, Kälte usw. stets gerügt. Sobald der erste Schnee fiel, versprach sie den Jungen Butterbrot mit Honig, wenn sie es wagten, eine Weile es

[1] Manche Ärzte kenne ich, welche diese Übung durchaus billigen, wenn sie nur mit der gehörigen Vorsicht geschieht. Andere, welche zum Vorwurf der Schroffheit Neigung haben, erinnere ich an die viel schroffere Verwendung des Eises.

barfuß mit dem Schnee aufzunehmen. So tat sie lange Jahre; die Kinder erstarkten, strotzten von Kraft und waren ihr ganzes Leben überaus dankbar für diese nichts weniger als weichliche Erziehung. Diese Mutter hat ihre Aufgabe vortrefflich verstanden.

Das wäre der Schneelauf von Gesunden; es folgen zwei Fälle, welche zeigen sollen, wie erfolgreich man ihn bei manchen Leiden anwendet.

Eine Person litt viele Jahre hindurch zur Winterzeit an Frostbeulen, welche aufbrachen, eiterten und große Schmerzen verursachten. Im ersten Herbstschnee fing sie, meinem Rat folgend, die Schneegänge an, wiederholte dieselben öfters und blieb von den lästigen Beulen gänzlich verschont.

Erst kürzlich kam ein 17jähriges Mädchen zu mir und klagte über heftige Zahnschmerzen. »Gingest du fünf Minuten im neugefallenen Schnee«, sagte ich ihr, »dein Zahnweh würde bald verschwinden.« Es befolgte augenblicklich den Rat, eilte dem Garten zu und kam nach 10 Minuten zurück mit dem freudigen Ruf, daß alles Zahnweh gänzlich nachgelassen habe.

Niemals darf das Schneegehen stattfinden, wenn nicht der ganze Körper warm ist. Wen friert und fröstelt, der suche zuerst durch Arbeit oder Bewegung die normale Leibeswärme sich zu verschaffen. Personen, welche an Fußschweiß, offenen Füßen, aufgesprungenen oder eiternden Frostbeulen leiden, können selbstverständlich niemals im Schnee gehen, bis anderweitige Heilung (siehe Fußbad oder Fußdampf) eingetreten ist.

5. *Im Wasser gehen.* So einfach es scheint, im Wasser bis an die Waden zu gehen, so dient doch gerade diese Anwendung a) zur Abhärtung; es wirkt diese Anwendung auf den ganzen Körper, kräftigt die ganze Natur; b) sie wirkt günstig auf die Nieren und auf Ableitung des Harnes, verhütet deswegen manche Leiden, die in den Nieren, der Blase und im Unterleib entstehen; c) sie wirkt recht gut auf die Brust, erleichtert das Atmen und leitet Gase aus

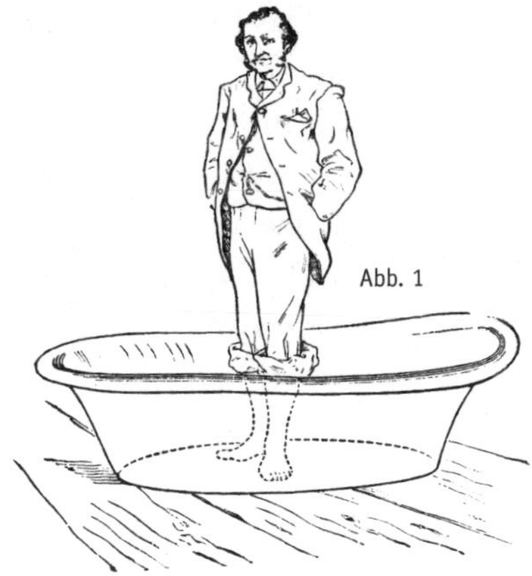
Abb. 1

dem Magen; d) sie wirkt besonders gegen Kopfleiden, Eingenommenheit des Kopfes, Kopfschmerzen. Man kann dies Abhärtungsmittel anwenden, indem man in einer Badewanne (oder Schaff, Zuber) (Abb. 1) anfangs bis über die Knöchel im kalten Wasser Bewegung macht. Wirksamer ist es, wenn die Abhärtung gesteigert wird und man bis an die Waden im Wasser geht, am wirksamsten, wenn das Wasser bis zu den Knien reicht.

Die Dauer betreffend, so kann man anfangen mit 1 Minute, dann länger bis 5 und 6 Minuten. Je kälter dabei das Wasser, um so besser. Nach solcher Anwendung ist Bewegung im Winter im warmen Zimmer, im Sommer im Freien zu machen bis zur vollständigen Erwärmung. Im Winter kann Schnee ins Wasser getan werden. Bei Schwächlingen kann man mit Wasser anfangen, das nicht sehr kalt ist, und nach und nach zum kälteren und schließlich zum ganz kalten übergehen.

6. Zur *Abhärtung speziell der Extremitäten,* der Arme und Beine, dient folgende Übung in vorzüglicher Weise:

Man steht im kalten Wasser bis an oder über die Knie, nicht länger als eine Minute. Nach dem Bekleiden der Füße entblößt man die Arme bis zu den Achseln und hält auch diese eine Minute in das kalte Wasser. Besser tut derjenige, der beide Übungen zu gleicher Zeit vornimmt. Wer im Besitze einer größeren Badewanne ist, kann dieses unschwer tun. Die Übung kann auch in der Art vorgenommen werden, daß die Füße in ein eigenes Gefäß am Boden zu stehen und die entblößten Arme und Hände in ein auf einem Stuhl erhöhtes Holzschaff zu ruhen kommen.

Nach manchen Krankheiten wende ich diese Übung gerne an, um den Fluß des Blutes nach den Extremitäten zu steigern.

Das Eintauchen der Arme allein tut gute Dienste all denen, welche an Frostbeulen und kalten Händen zu leiden haben. Gut tut, wer die Hände (nicht Arme) nach dem Eintauchen gleich abtrocknet, weil scharfe Luft den freien Stellen sonst Hautsprünge verursachen könnte.

Die Vornahme dieser Übung fordert, daß der Körper sich normal warm fühlt (nicht fröstelt). Füße, welche bis über die Knöchel (nicht bis über die Waden), Arme, die bis zum Ellenbogen kalt sind, sollen von der Applizierung nicht abhalten.

7. Als letztes Abhärtungsmittel sei der *Knieguß* aufgezählt.

Man suche die Art seiner Applizierung bei den Gießungen. Er ist der besondere Freund der Füße, indem er in deren blutleere Adern das Blut lockt.[1] An dieser Stelle habe ich nur zu bemerken, daß ich den Knieguß, wenn ihn Gesunde zur Abhärtung benützen, in stärkeren Formen gebe. Es wird dieses z.B. dadurch erreicht, daß ich den Strahl höher auffallen lasse, daß ich zur Winterszeit das Wasser durch Schnee und Eis noch mehr kühle usw.

Die Übung kann nur vorgenommen werden, wenn der Körper warm ist (nicht fröstelt). Bis zu den Knöcheln kalte Füße sollen die Anwendung nicht hindern. Desgleichen darf der Knieguß allein, d.i. ohne von einer andern Anwendung begleitet zu sein, nicht zu lange fortgesetzt werden (nicht über 3–4 Tage). Wer ihn länger gebraucht, gebraucht ihn im Wechsel mit dem Oberguß oder dem Eintauchen der Arme (siehe Abb. 6), in der Frühe die eine, nachmittags die andere Anwendung.

Diese angeführten Abhärtungsmittel mögen genügen. Dieselben können zu jeder Jahreszeit vorgenommen, im Winter und Sommer

[1] Bei einem hohen Herrn bildete sich anstatt der Nägel an den Zehen nur mehr eine weiche Masse. Die Kniegüsse reichten hin, das Blut also zu treiben, daß es auch den Nägeln wieder gab, was ihnen gehörte. Sie wurden fest wie früher.

fortgesetzt werden. Im Winter wird man die eigentliche Anwendung etwas abkürzen, dagegen die Bewegung nach derselben um ein weniges verlängern. Ungewohnte tun gut, die Abhärtungsübungen nicht gerade im Winter, zur kalten Jahreszeit, zu beginnen. Vornehmlich gilt dieses allen, welche an Blutarmut, innerer Kälte viel leiden und durch Wollkleidung verwöhnt, verweichlicht, empfindlich geworden sind. Ich sage dieses, nicht als ob ich Schaden befürchtete; ich fürchte lediglich das Abgeschrecktwerden von einer überaus guten Sache.

Gesunde und Kränkelnde können ohne Bedenken sämtliche Übungen vornehmen, beide mit Vorsicht und die Anweisungen genau befolgend. Schlimme Folgen sind niemals der Anwendung, sondern stets irgendeiner größeren oder kleineren Unvorsichtigkeit zuzuschreiben. Selbst bei Schwindsüchtigen, bei denen das Leiden schon ziemliche Fortschritte gemacht hatte, habe ich die Abb. 1, 2, 3, 6 mit großen Erfolgen angewendet.

All die Leutchen, denen mein Büchlein in erster Linie gilt, brauche ich nicht zur Abhärtung aufzumuntern. Ihr Beruf, die täglichen Pflichten bringen täglich, oft stündlich das eine oder andere der genannten und viele, unzählige ungenannte Abhärtungsmittel von selbst mit sich. Sie mögen ruhig ausharren und niemanden beneiden, der es scheinbar besser hat als sie. Das sind Täuschungen, sehr oft, ja meistens große Täuschungen.

Diejenigen meiner verehrten Leser, welche die angeführten Dinge vielleicht noch niemals auch nur dem Namen nach gehört haben, lade ich ein, vor dem Verdammungsurteil eine kleine, die kleinste Probe anzustellen. Wenn dieselbe zu meinen Gunsten ausfällt, soll es mich freuen, nicht meinetwegen, sondern wegen der Wichtigkeit der Sache. Es brechen im Leben viele Stürme herein über die Gesundheit der Menschen. Wohl dem, der ihre (der Gesundheit) Wurzeln durch die Abhärtung gut gefestigt, in die Tiefe geleitet und gegründet hat!

Wasseranwendungen

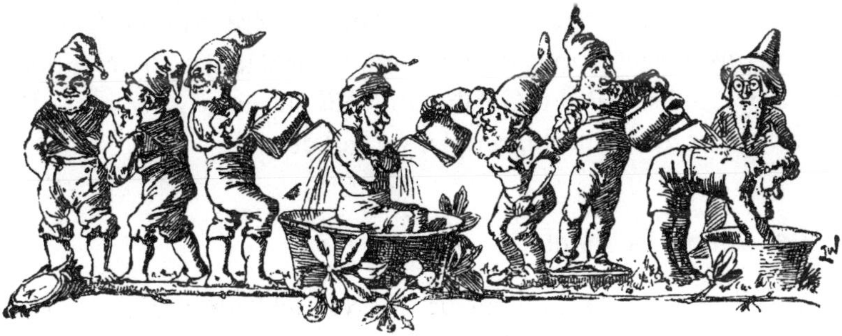

Die bei mir zur Anwendung kommenden Wasserheilmittel teilen sich in:

Aufschläger
Bäder
Dämpfe
Gießungen
Waschungen
Wicklungen
Trinken des Wassers

Aufschläger

Da beim Volk die folgenden Anwendungen bereits unter dem Namen »Aufschläger« eingebürgert sind, so behalte ich die Nennung gerne bei, selbst auf die Gefahr hin, daß sie nicht ganz zutreffen sollte. Unter den Aufschlägern ist verwendet:

1. Der Oberaufschläger

Ein größeres, grobes Linnenstück (Strohsackleinwand eignet sich sehr gut dazu) wird 3–4– 6–8–10fach der Länge nach zusammengelegt, so breit und so lang, daß es vom Hals an die Brust und den ganzen Unterleib bedeckt. Rechts und links am Körper soll es nicht wie abgeschnitten aufhören, sondern zu beiden Seiten durch ein kleines Stück herunterhängen. Das so zubereitete Tuch wird in kaltes Wasser eingetaucht (zur Winterzeit darf Warmwasser gebraucht werden), tüchtig, d.i. vollständig ausgewunden und dann in oben beschriebener Weise dem zu Bett liegenden Patienten aufgelegt. Darüber kommt eine Wolldecke oder ein 2–3fach zusammengelegtes Linnen, welches den Zweck hat, die nasse Auflage luftdicht abzu-schließen, jeden Zutritt der Luft gründlich zu verhindern, darüber erst das Federbett. Um den Hals lege ich in der Regel noch ein ziemlich großes Tuch- oder Wollstück, um der von oben eindringenden Luft den Zugang zu wehren. Man sei mit dem Zudecken vorsichtig; denn leicht könnten sonst Erkältungen eintreten.

Der Aufschläger bleibt ¾–1 Stunde liegen; muß nach Vorschrift die Anwendung, welche in diesem Falle durch Kälte wirken soll, fortgesetzt werden, so muß auch der indessen warm gewordene Aufschläger erneuert, d.i. von neuem naß gemacht werden.

Sobald die vorgeschriebene Zeit verstrichen, entfernt man die nassen Tücher, kleidet sich an und macht Bewegung, oder man bleibt noch eine kleine Zeit im Bette liegen.

Die Anwendung des Oberaufschlägers wirkt speziell auf die Austreibung versessener Gase im Magen und Unterleib.

Diese wie die folgenden Übungen erfordern, daß der Körper warm sei.

2. Der Unteraufschläger

Dem Oberaufschläger entspricht der Unteraufschläger, der, wenn beide Anwendungen sukzessiv, d.i. nacheinander geschehen, zuerst an die Reihe kommt. Dabei ist folgendes zu bemerken:

Da auch der Unteraufschläger im Bett zu nehmen ist, legt man, um das Naßwerden der Matratze oder des Strohsackes zu verhüten, über das Leintuch ein anderes Linnenstück, darüber der Breite nach eine Wolldecke (»Kotze«).

Dasselbe mehrfach (3–4fach) zusammengelegte, vorher durchnäßte und ausgewundene rohe Linnenzeug wird der Länge nach so auf die Wolldecke ausgebreitet, daß es vom letzten Halswirbel an die ganze Wirbelsäule, den ganzen Rücken hinunterreicht. Darauf legt man sich mit dem Rücken, schlägt, um sich luftdicht abzuschließen, die ausgebreitete Wolldecke nach beiden Seiten ein und deckt sich mit Wolle und Federbett gut zu. Auch der Unteraufschläger soll drei Viertelstunden gebraucht und im Verlängerungsfalle erneuert, von neuem eingetaucht werden, da er wie der Oberaufschläger nur durch Kälte wirken soll. Die Verhaltensmaßregeln nach der Anwendung sind dieselben wie die oben angegebenen.

Zur Stärkung des Rückgrates, des Rückenmarkes, bei Rückenschmerzen, bei Hexenschuß ist der Unteraufschläger eine vorzügliche Anwendung. Beim Hexenschuß z.B. kenne ich viele Fälle, in denen zwei solcher Aufschläger, in einem Tage gebraucht, das Übel gänzlich behoben haben.

Auch bei Anstauungen von Blut, in der Fieberhitze wirkt der Unteraufschläger sehr gut.

In welchen einzelnen Fällen er zu gebrauchen und wie oft er zu erneuern sei, das wird bei den einzelnen Krankheiten gesagt werden.

3. Ober- und Unteraufschläger zusammen genommen

Wie nacheinander, so können diese beiden Anwendungen auf einmal zur selben Zeit genommen werden. Man bereitet den Unteraufschläger vor, wie Nr. 2 besagt, desgleichen den Oberaufschläger, den man neben das Bett legt. Ausgekleidet liegt man sodann auf den Unteraufschläger und appliziert sich den zur Seite parat (fertig) liegenden Oberaufschläger. Das Zudecken mit Wolldecke und Federbett geht leicht. Ist jemand zur Stelle, so kann er beides, Federbett und Wolldecke, zu beiden Seiten gut einschlagen, daß nirgends die frische Luft Zutritt hat. Wichtig ist bei dieser Doppelanwendung, daß die der Breite nach unter dem Unteraufschläger aufgeschlagene Wolldecke so groß ist, daß sie gleich einer Binde beide nassen Aufschläger einhüllen kann.

Die Dauer der Anwendung beträgt mindestens ¾, zum höchsten eine Stunde. Bei großer Hitze, dann wieder bei Gasen, bei Kongestionen, bei Hypochondrie und anderen Leiden tut dieselbe vorzügliche Dienste.

Der Name »Batzerei« darf uns nicht aus der Fassung bringen. Wende sie ruhig an, diese etwas mühsame Kur, sie wird dir manchen Batzen ersparen.

4. Auflage auf den Unterleib

Der Patient liegt zu Bett. Ein 4–6fach zusammengefaltetes Linnentuch wird in Wasser getaucht, ganz ausgewunden (so daß es nicht mehr trieft), auf den Unterleib (Magengegend und abwärts) gelegt und mit Wolldecke und Federbett sorgfältig zugedeckt. Die Anwendung kann ¾–2 Stunden dauern. Bei einer Dauer von zwei Stunden indessen soll die Auflage nach der ersten Stunde erneuert, d.i. von neuem eingetaucht werden.

Diese Auflage leistet gute Dienste bei Magenbeschwerden, bei Krämpfen, auch wenn es gilt, das Blut von der Brust und vom Herzen wegzuleiten.

Sehr oft wird zum Eintauchen und Netzen des Tuches statt des Wassers Essig verwendet, wohl auch ein Absud von Heublumen, Zinnkraut, Haberstroh usw.

Um den Essig zu sparen, gebe ich die Essigauflagen in der Art, daß ich zuerst ein zweifach gefaltetes Linnen, in halb Wasser und halb Essig eingetaucht, auf den bloßen Leib lege und darüber dann ein 2–4fach gefaltetes, nur in Wasser getauchtes Tuch breite. Das Zudecken geschieht wie oben.

Sehr oft bin ich gefragt worden, welche Grundsätze ich befolge bezüglich der Eisauflagen, des Aderlassens u.a. Dieselben mögen hier in Kürze ihre Stelle finden.

Wer mit gerunzelter Stirn einem Feind zur Versöhnung die Hand bietet, wird schwerer zu Werke kommen, als wer ihm freundlichen Antlitzes und frohen Herzens die Hand reicht. Dieses Bild will mir nicht übel dünken da, wo es sich um die Anwendungen von Eis oder um Wasser handelt. Von jeher habe ich die Eisauflagen, namentlich auf die edelsten Körperteile (Kopf, Augen, Ohren usw.), zu den schroffsten und gewaltsamsten Mitteln gerechnet, welche überhaupt zur Anwendung kommen können. Sie gehen der Natur nicht helfend an die Hand, daß sie anfange, selbst wieder zu arbeiten, sie erzwingen gewaltsam etwas von ihr, und das muß sich rächen. Eistuch und Eisbeutel, und wie die Dinge heißen, sind in meiner Werkstätte unbekannte Größen und sollen es auch für alle Zukunft bleiben. Man stelle sich nur einmal die kolossalen Gegensätze vor: drinnen im Körper die Glühhitze, draußen der Eisberg, dazwischen das leidende Glied, das von beiden bearbeitete Organ von zartem Fleisch und Blut. Die Ergebnisse solcher Arbeit habe ich stets nur mit großem Bangen erwartet, und mein Bangen war in den meisten Fällen sehr gerechtfertigt.

Ich kenne einen Herrn, der ein ganzes Jahr hindurch bei Tag und Nacht auf einem Fuß Eisauflagen zu tragen hatte, ohne jede Unterbrechung. Fürwahr, da müßte ja geradezu ein Wunder geschehen, wenn diese Eisscholle nicht alle Hitze, aber auch die unentbehrliche Naturwärme davontragen sollte! Von Heilung des Fußes war keine Spur zu sehen.

Aber, entgegnete mir jemand, in vielen Fällen hat's in der Tat geholfen. Mag sein, daß das Übel den Zwangsmitteln nicht widerstehen konnte. Welches waren indessen die Folgen? Unzählige sind zu mir gekommen mit teilweisem Verlust des Gesichtes, mit größerer oder geringerer Taubheit, mit Rheumatismen der verschiedensten Art, besonders mit Kopfhaut-Rheumatismus und sonstiger großer Empfindsamkeit des Kopfes usw. Woher das alles? »Ja, da und dort und dann«, so lauten die Antworten, »hat solches der leidige Eisbeutel getan; dieses Übel trage ich nun schon seit soundso viel Jahren.« Gewiß, und die meisten werden es tragen bis zum Ende ihrer Jahre.

Noch einmal sei es gesagt: Ich spreche durchaus gegen jede Eisauflage und behaupte dagegen, daß das Wasser, richtig angewendet, jedwede, auch die stärkste Hitze, in welchem Teil oder Organ des Körpers dieselbe immer wüte, zu dämmen und zu tilgen imstande ist. Wenn eine Feuersbrunst nicht mehr durch Wasser gelöscht werden kann, dann kann sie auch nicht durch Eisschollen gelöscht werden. Das sieht ein jeder sehr gut ein.

Ich sagte soeben: Hilfe wird bringen, wer das Wasser richtig anwendet. Darunter verstehe ich freilich nicht, daß man z.B. bei einer Entzündung am oder im Kopf, wie man sonst die Eisplatte, den Eisbeutel auflegt, nun möglichst viele nasse Kopfwickel, Auflagen usw. gebrauchen müsse. 100 Eisplatten und Kopfwickel werden das Zuströmen des Blutes nach der entzündeten Stelle, wodurch die Hitze sich steigert, nicht aufhalten. Ich muß das Blut anders wegzuleiten, zu verteilen suchen, mit anderen Worten: Ich muß neben den Anwendungen auf die leidende Stelle auch solche auf den ganzen Körper machen. Diesen Feind in oder am Kopf z.B. werde ich zuallererst bei den Füßen des Patienten angreifen und allmählich dann gegen den ganzen Körper vorrücken.

Das Eis leistet im übrigen auch mir bei meiner Wasserkur durch indirekte Verwendung treffliche Dienste. Es kühlt zur Sommerzeit das Wasser, wenn es anfangen will, lau zu werden. –

Wie ich über das *Aderlassen,* die *Blutegel* und all die wie immer gearteten *Blutentziehungen* denke?

Noch vor 50, 40, 30 Jahren war selten eine Frau, die sich nicht 2-, 3-, 4mal im Jahr zur Ader gelassen hätte; die Halbfeiertage und natürlich die günstigsten Zeichen waren gleich am Jahresanfang im Kalender strenggläubig gewählt und rot oder blau angestrichen worden. Die Land- und anderen Ärzte, die Bader und Rasierer selbst nannten ihre eigene Arbeit in dieser Beziehung eine förmliche »Metzgerei«. Auch Anstalten, Klöster hatten ihre Aderlaßzeit und die vor allem anderen streng eingeführte Diät (Lebensweise) genau bezeichnet. Man wünschte sich Glück vor und gratulierte sich nach den überstandenen blutigen Strapazen. Diese mögen zuweilen nicht gering gewesen sein. Ein geistlicher Herr aus jener Zeit versicherte, 32 Jahre lang habe er sich zur Ader gelassen, in jedem Jahre viermal, und bei jedem Aderlaß 8 Unzen Blut verloren. Tut in Summa $8 \times 4 \times 32 = 1024$ Unzen Blut.

Neben dem Aderlaß gingen noch Blutegel, Schröpfköpfe u.a. um, es war gut gesorgt für jung und alt, für hoch und nieder, für Männer und Frauen.

Wie doch die Zeiten sich ändern! Dieses Treiben hielt man lange für das *unum necessarium,* das einzige und absolut Notwendige des Gesundseins und Gesundbleibenwollens. Und wie denkt man heutzutage darüber? Man belächelt und bespöttelt diesen Irrwahn der Alten, diese Naturwissenschaftlichkeit, zu meinen, daß irgendein Mensch zuviel Blut habe. Vor ungefähr zwei Jahren sagte mir ein literarisch tätiger Arzt des Auslandes, der einer neueren Schulrichtung folgt, er habe in seinem Leben noch nie Blutegel gesehen. Viele Ärzte schreiben die Blutarmut unserer Zeit dem früheren Übelstand und Mißbrauch des Aderlassens zu. Sie mögen recht haben, nur ist dieses nicht die einzige Ursache.

Doch zur Sache! Meine Überzeugung ist folgende: Beim menschlichen Körper stimmt alles so wunderbar zusammen, der Teil zum Teil und jeder Teil zum Ganzen, daß man nicht ansteht, das Gebilde des Körpers ein einziges Kunstwerk zu nennen, dessen Idee nur in Gottes Schöpfergeist ruhen konnte und dessen Inswerksetzung nur durch Gottes Schöpferkraft möglich war. Dieselbe Ordnung, dasselbe Maß, dieselbe Harmonie besteht zwischen Einnahme und Verbrauch der zum Unterhalt, zur Erhaltung des Körpers notwendigen Stoffe, wenn anders der vernünftige und freie Mensch durch rechten Gebrauch des ihm Gegebenen nach Gottes Willen mitarbeitet und nicht durch Mißbrauch desselben die Ordnung verkehrt und Mißklänge in die Harmonie bringt. Da der Sachverhalt ein derartiger ist, so kann ich mir nicht denken, wie die Blutbildung allein, dieser wichtigste aller Prozesse im menschlichen Körper, ohne Ordnung, ohne Zahl und Maß ungeordnet und übermäßig vor sich gehen solle.

Jedes Kind, so denke ich mir die Sache, bekommt von seiner Mutter mit dem Leben als Erbteil gleich bei der Geburt ein Quantum, eine Portion Blutbildungsstoff mit, mag man letzteren nennen, wie man will, gleichsam die Essenz, ohne welche kein Blut fabriziert, bereitet werden kann. Geht diese Essenz aus, so hört auch die Blutbildung, mit ihr das eigentliche Leben auf. Absterben, hinsiechen nenne ich nicht mehr »leben«. Durch einen jeden Blutverlust nun, geschehe es durch Fall, Sturz oder durch Aderlaß, Blutegel, Schröpfköpfe, geht ein Teilchen oder Teil dieses Blutbildungsstoffes, dieser Lebensessenz verloren; um so viel hat der

Mensch weniger, kürzer zu leben. Jede Blutentziehung bedeutet soviel als Verkürzung des Lebens, denn im Blut ist das Leben.

Man wendet ein: Nichts geht rascher als Blutbildung; Blut verlieren, Blut gewinnen ist fast ein und dasselbe. –

Unglaublich wunderbar schnell geht die Blutbildung vor sich, das gestehe ich vollkommen zu. Aber man entschuldige folgendes Erfahrungsargument (Beispiel); es wird meine Leser aus dem Bauernstand interessieren, und sie werden es bestätigen müssen. Wer ein Stück Vieh schnell fett machen will, zapft ihm einen großen Teil Blutes ab, läßt es zur Ader und füttert es dann recht gut. In ganz kurzer Zeit wird neues, schönes Blut in Menge fließen. Dabei gedeiht das Stück außerordentlich und nimmt zu an Fettigkeit. Nach 3–4 Wochen läßt man nochmals Blut ab und füttert wieder kräftig und gut, gibt auch viele und kräftige Tränke. Das Gedeihen ist prächtig, und selbst ein altes Stück Vieh wird beim Schlachten so viel und so schönes Blut zeigen wie ein junges. Sehen wir uns indessen das Blut näher an! Das künstlich gebildete Blut ist nur mehr wässeriges, fades, lebensunfähiges Blut. Das Stück Vieh hat keine Kraft, keine Leistungsfähigkeit, keine Ausdauer mehr, und wird es nicht bald geschlachtet, so wird sich binnen kurzem die Wassersucht ansetzen.

Sollte es bei dem Menschen anders sein? Wer schon mehr als 60 Jahre zählt und ein bißchen Erfahrung und Einsicht hat ins Menschenleben, weiß, wie gerade der unmäßige Aderlaß der Voreltern Einfluß hatte auf Fähigkeiten, Talente, Lebensdauer der Nachkommen. Der im Beginne dieser Abhandlung angeführte Herr, der so viele Unzen Blutes lassen mußte, starb in den schönsten Mannesjahren an der Wassersucht. Und wenn eine Frau, es sind dieses Tatsachen, 300mal, eine andere 400mal sich zur Ader ließ und dabei namenlos schwach und krank wurde, mußte da die folgende Generation nicht schwächlich und gebrechlich, zu Krämpfen und anderen Leiden veranlagt sein?

Ich gestehe gerne zu, daß es Fälle geben kann, welche aber stets zu den Ausnahmen gehören, in denen, da andere rasch wirkende Mittel nicht zur Hand sind, der Aderlaß eine augenblickliche Gefahr beseitigt.

Sonst aber frage ich jeden vernünftigen Unparteiischen: Was ist besser, sich Stück für Stück vom Lebensfaden abzwacken zu lassen oder durch richtige Wasseranwendung das Blut so zu verteilen, daß selbst der Vollblütigste kein zu großes Quantum Blut besitzt? – Wie und durch welche Anwendungen diese Verteilung zu geschehen habe, ist an passender Stelle des öfteren erörtert.

Gewöhnlich bekommt man zu hören, daß bei drohenden Schlaganfällen der Aderlaß das einzige Rettungsmittel sei. Da erinnere ich mich soeben eines Falles, wo nach einem stattgehabten Schlagflusse der erste Arzt in der Tat schnell zur Ader ließ, der zweite Arzt aber bestimmt erklärte, der Kranke müsse gerade in Folge dieses Aderlasses sterben, was auch geschah. Nicht Blutreichtum und Blutüberfluß führen, wie irrtümlicherweise die Leute meinen, in der Regel einen Schlag herbei, sondern Blutarmut. »Er ist am Schlag verschieden« heißt gewöhnlich so viel wie: Mit dem Ausgehen des Blutes ist ihm auch das Leben ausgegangen. Das Öl hat aufgehört zu fließen und zu befruchten; deshalb ist der glimmende Docht völlig erloschen.

Ich bemerke hier nur noch, daß gerade mein Vorgänger im pfarrlichen Amte dreimal vom Schlage gerührt und nach dem dritten Mal vom Arzt als lebensunfähig erklärt wurde. Das Wasser hat ihn nicht nur im Augenblick gerettet, sondern noch mehrere Jahre seiner Gemeinde erhalten.

Bäder

Fußbäder

Die Fußbäder können kalt und warm zur Anwendung kommen.

1. Das kalte Fußbad

besteht darin, daß man 1–3 Minuten bis an oder über die Waden in kaltem Wasser steht.

Bei Krankheiten dienen kalte Fußbäder vornehmlich dazu, das Blut von Kopf und Brust abwärts zu leiten; sie kommen indessen meinst nur in Verbindung mit anderen Anwendungen vor, zuweilen in Fällen, in denen Ganz- und Halbbäder von den Patienten verschiedener Ursachen wegen nicht ertragen werden.

Bei Gesunden bezwecken sie Auffrischung (Entziehung der Mattigkeit) und Kräftigung und sind Landleuten insbesondere zur Sommerzeit anzuraten, wenn nach anstrengenden, sehr ermüdenden Tagen nachts der Schlaf sich nicht einstellen will. Sie ziehen die Müdigkeit aus, bringen Ruhe und guten Schlaf.

2. Das warme Fußbad

kann auf verschiedene Weise genommen werden.

a) In warmes Wasser von 25–26 °R bringt man eine Handvoll Salz und die doppelte Quantität Holzasche. Nach gehöriger Mischung benützt man das Fußbad ungefähr 12–15 Minuten.

Zuweilen gebe ich – es muß solches stets besonders verordnet werden – so ein Fußbad mit einer Temperatur bis zu 30 °R, jedoch stets mit darauffolgendem kaltem Fußbad von der Dauer einer halben Minute.

Die Fußbäder dienen vortrefflich überall da, wo wegen Kränklichkeit, Gebrechlichkeit, mangelnder Körperwärme usw. strenge und kalte Mittel nicht leicht gebraucht werden können, da zu geringe oder gar keine Reaktion stattfindet, d. h. das kalte Wasser wegen Blutmangels zu wenig Wärme entwickelt.

Es sind die eigentlichen Fußbäder für schwächliche, blutarme, nervöse, sehr junge und sehr alte, vorherrschend für Frauenpersonen und erweisen sich sehr wirksam bei allen Störungen im Blutumlauf, bei Kongestionen, Kopf- und Halsleiden, Krämpfen usw.

Sie leiten, ziehen das Blut nach den Füßen und wirken beruhigend.

Solchen, die an Fußschweiß leiden, empfehle ich dieselben nicht.

Bei unserm Landvolk sind diese warmen Fußbäder allbekannt und deren Wirkung, wie der häufige Gebrauch zeigt, allgemein anerkannt.

b) Ein heilkräftiges Fußbad ist das *Heublumen-Fußbad.* Man übergießt (»schwellt an«) eine kleine Schürze (3–5 Handvoll) Heublumen[1] mit strudelndem Wasser, deckt das Gefäß zu und läßt die ganze Mischung bis zu der angenehmen Fußbadwärme von 25–26 °R erkalten.

Es ist ganz gleichgültig, ob die Heublumen selbst im Fußbad verbleiben oder ob nach Entfernung derselben der Absud allein zur Verwendung komme. Gewöhnliche Leute lassen der Einfachheit und Zeitersparnis wegen in der Regel alles beisammen.

[1] Unter Heublumen sind alle Abfälle von Heu und Grummet, als: Stengel, Blätter, Blüten und Samen, zu verstehen, ja Heu und Grummet als solche selbst schon.

Diese Fußbäder wirken auflösend, ausleitend und stärkend und dienen sehr gut bei kranken Füßen, des weiteren bei Fußschweißen, bei offenen Schäden, bei Quetschungen aller Art (ob durch Schlag, Stoß, Auffallen usw. entstanden, ob blutend oder blutunterlaufen), bei Schwülsten, bei der Fußgicht, bei Verknorpelungen an und bei Fäulnis zwischen den Zehen, bei Nagelgeschwüren, bei Verletzungen durch zu enge Schuhe usw. Im allgemeinen kann gesagt werden: diese Fußbäder dienen all jenen Füßen vortrefflich, deren Säfte mehr krankhaft und zur Fäulnis neigend als frisch und gesund sind.

Ein Herr litt entsetzlich an der Fußgicht. Er schrie vor Schmerzen. Ein solches Fußbad mit Fußwickel, der in Absud getaucht war, benahm nach einer Stunde die gräßlichen Schmerzen.

c) An das Heublumen-Fußbad schließt sich eng das *Haberstroh-Fußbad*. In einem Kessel werde Haberstroh eine halbe Stunde lang gesotten und der Absud zu einem Fußbad von 25–26 °R verwendet, in dem man 20–30 Minuten aushält.

Nach meinen Erfahrungen sind diese Fußbäder unübertroffen, wenn es sich um Auflösung aller möglichen Verhärtungen an den Füßen handelt. Sie dienen somit bei Verknorpelungen, Knoten usw., den Folgen von Gicht, Gliedersucht, Podagra, bei Hühneraugen, bei eingewachsenen faulenden Nägeln, bei durch Gehen entstandenen Hitzblattern. Selbst offene, eiternde Füße und durch zu scharfen Fußschweiß verwundete Zehen können in diesem Fußbad behandelt werden.

Ein Herr schnitt sich das Hühnerauge aus. Die Zehen entzündeten sich; ein bösartiges Geschwür ließ an Blutvergiftung denken. Täglich dreiußbäder und bis über die Fußknöchel reichende Fußwickel, in solchen Absud getaucht, heilten den Fuß innerhalb vier Tagen.

Einem Kranken drohten sämtliche Zehen eines Fußes wegzufaulen. Geschwülste, dunkelblau gefärbt, legten wiederum die Besorgnis vor Blutzersetzung nahe. Die Fußbäder und Fußwickel halfen in kurzer Zeit wieder auf die Beine.

In manchen Fällen verordne ich bei den genannten Fußbädern (man lese die einschlägige Stelle bei: »Warmes Vollbad«, S. 80) wie bei den warmen Vollbädern den dreimaligen Wechsel. Den Abschluß bildet auch hier wie dort das Kalte. Eine stete Ausnahme bildet jedoch das oben unter a erwähnte 25 bis 26°R warme Fußbad mit Beigabe von Asche und Salz. Dasselbe hat den Zweck, das Blut in verstärkter Weise von oben nach unten zu ziehen und daselbst zu verteilen. Wer auf dieses warme Fußbad also noch ein kaltes folgen ließe als Abschluß, der würde das stark nach den Füßen geleitete Blut abermals von unten nach oben zurückschrecken, und es würde dasselbe keineswegs mehr in so ausgiebiger Menge in die Füße hinabfließen, in der es durch das warme Wasser mit Asche und Salz hinabgezogen wurde. Die erste, gewollte Wirkung würde auf diese Art wenigstens teilweise aufgehoben und der Zweck vereitelt. Auf das warme Fußbad mit Beigabe von Asche und Salz folgt also nie ein kaltes.

d) An eine besondere Art von Fußbädern, die mehr fester als tropfbar flüssiger Natur sind, möchte ich hier nur erinnern. Wer in die Möglichkeit ihres Gebrauches gesetzt ist, verschmähe dieselben nicht! Ich habe sie oft, sehr oft mit großem Erfolg angewendet.

Man lege in ein Gefäß (Fußkübel) den noch warmen Malztreber. Die Füße bohren sich leicht ein und fühlen sich in der wohltuenden Wärme bald heimisch. Das Bad kann 15–30 Minuten währen. – Noch stärker wirken die Trebern der Weintrauben. Das sogenannte »Trebernhocken« ist in den Weingegenden beim Volk bekannt und das Trebernbad von den Landleuten als sehr günstig wirkend erprobt.

Wer an Rheumatismus, Gicht oder ähnlichen Übeln leidet, wird die Heilwirkung am besten spüren.

Eine Bemerkung, welche für sämtliche Fußbäder gilt, ist folgende: Bei Personen, die mit Krampfadern behaftet sind, sollen die Fußbäder nie weiter als bis zu den beginnenden Waden reichen und die Temperatur von 25 °R nicht übersteigen.

Fußbäder mit einfachem warmem Wasser, ohne jede Beimischung, nehme und verordne ich nie.

Halbbäder

Im allgemeinen verstehe ich unter Halbbädern jene Bäder, welche den Körper im höchsten Falle bis zur Mitte des Unterleibes, ungefähr bis zur Magengegend herauf, bespülen, aber sehr oft unter diesem höchsten Wasserstande bleiben. Ich mußte ein Mittelding haben zwischen den Vollbädern, die mir zuviel, und zwischen den Fußbädern, die mir zuwenig bieten. Für dieses Mittelding wählte ich mit Verlaub den Namen Halbbäder.

Die Anwendung kommt in dreifacher Art vor:

1. ins Wasser stehen, so daß dieses reicht bis über die Waden oder über die Knie;
2. ins Wasser knien, so daß die ganzen Schenkel mit ins Wasser kommen;
3. ins Wasser sitzen. Die dritte Art nur verdient mit Recht den Namen des eigentlichen Halbbades; es reicht bis zur Mitte des Unterleibes, bis in die Nabelgegend.

Alle drei Anwendungen, die stets nur in kaltem Wasser vorgenommen werden, zählen in erster Linie mit zu den Abhärtungsmitteln. Sie betreffen demnach Gesunde, die noch stärker, Schwächlinge, die stark, Rekonvaleszenten, die vollends gesund und stark werden wollen. In Krankheitsfällen muß ihr Gebrauch speziell und ausdrücklich vorgeschrieben sein, sonst soll man damit keine Versuche anstellen; sie können unter Umständen nicht gut ausfallen.

Bei jeder Art des Verwendens, sie betreffe Gesunde oder Kranke, ist die Anwendung stets eine Teilanwendung, d.h., sie kommt nur in Verbindung mit anderen Anwendungen vor und darf die Gebrauchszeit ½–3 Minuten nie übersteigen.

Die Nummern 1 und 2, ins Wasser stehen und ins Wasser knien, habe ich bei solchen Personen, die an Kraft durch die verschiedensten Ursachen gänzlich heruntergekommen waren, beim Beginn der Wasserkur stets mit großem Erfolg angewendet. Ich will diese Ursachen nicht nennen, sondern nur andeuten, daß es viele gibt, welche den Druck des Wassers bei Vollbädern anfangs ohne die unangenehmsten Folgen nicht ertragen können. Man gehe über diesen Punkt nicht mit vornehmem Naserümpfen oder mit Lachen hinweg. Ich wäre gern bereit, nicht einige, nein, Hunderte von schlagenden, lebendigen Beispielen aus den verschiedensten Klassen und Ständen anzuführen. Gerade solche (wegen zu großer Schwäche und Armseligkeit) Kranke haben mich auf diese zwei Anwendungen gebracht; ihr Zustand erforderte diese diskrete, maß- und rücksichtsvollste Wasserbehandlung – manchmal durch lange Wochen hindurch, so lange, bis sie, mehr gekräftigt, auch mehr aushalten konnten.

Als zweite abhärtende Übung wird mit beiden Nummern gewöhnlich verbunden das Eintauchen der Arme bis zu den Achseln (siehe Abhärtungsmittel S. 43). Neben Stählung der Natur verordne ich diese eine ganze (aus zwei Teilanwendungen bestehende) Anwendung speziell gegen kalte Füße.

Die Nummer 3, das eigentliche Halbbad, ist wohl zu beachten; ich empfehle dieses allen Gesunden auf das eindringlichste. Die Unterleibsschwächen und Unterleibskrankheiten – und deren Zahl ist Legion, deren Ursache im Grunde nur eine: Mangel an Abhärtung, Verweichlichung – werden durch sie im Keim erstickt, die schon seßhaften beseitigt. Diese Halbbäder kräftigen den Unterleib, erhalten und mehren die Kraft. Tausende und Tausende von Menschen tragen eine, zwei, mehr Leibbinden und anderes. Machen die es besser? Oft schlimmer; sie binden die Verweichlichung, das Gebrechen erst recht sozusagen in den armen Leib hinein. Man probiere einmal, langsam, aber entschieden, unser Halbbad! Die Klagen über Hämorrhoiden, Windkolik, Hypochondrie, Hysterie usw. werden sich in Bälde bedeutend mindern, Übel, die jetzt im kranken und geschwächten Unterleib ihr geistverrückendes Spiel treiben.

Gesunden gebe ich den Rat, sie sollen morgens beim Aufstehen den Oberkörper waschen, nachmittags oder abends sodann unser Halbbad nehmen. Haben sie zur Waschung in der Frühe keine Zeit, so mögen sie im Halbbad selbst die Waschung des Oberkörpers (der Brust und des Rückens) vornehmen.

Über den Gebrauch der einen oder anderen unserer drei Anwendungen in Krankheitsfällen mögen Beispiele ein Wort sagen.

Ein junger Mann wurde durch den Typhus derart geschwächt, daß er zu jeder Arbeit unfähig war. Längere Zeit hindurch kniete er jeden 2. und 3. Tag 1, später 2–3 Minuten ins Wasser.

Er erholte sich von Woche zu Woche mehr und wurde kräftig wie früher.

Jemand leidet an heftigen Kongestionen, die vom Unterleib (es kommt dieses häufig vor) ausgehen. Er wäscht den einen Tag den Oberkörper kräftig ab, den anderen Tag kniet er ins Wasser. So setzt er es eine geraume Zeit fort und wird frei.

Magenleiden, die von Blähungen, verhaltenen oder versessenen Winden herrühren, werden ebenso geheilt.

Das Austreiben solcher Gase, die nach Krankheiten zu den belästigendsten Übeln gehören können, ist ein Spezifikum, d.i. eine ganz besondere Wirkung unseres Halbbades.

Sitzbäder

Die Sitzbäder kommen kalt und warm zur Verwendung.

1. Das kalte Sitzbad

wird in folgender Weise genommen:

Abb. 2

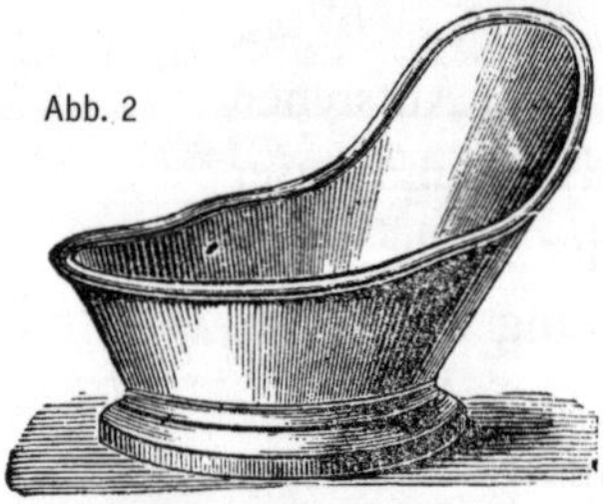

Abb. 3

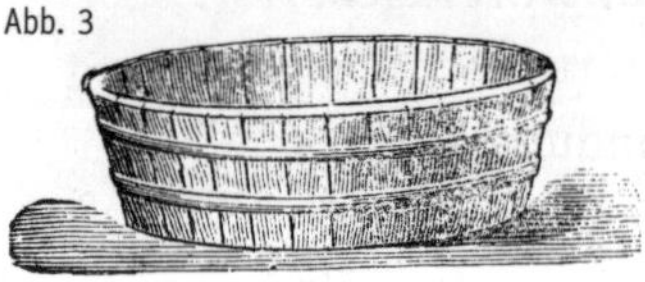

Die eigens für die Sitzbäder gefertigte Sitzbadewanne (Abb. 2) oder in deren Ermangelung das weite, nicht tiefwandige Gefäß aus Holz, Blech oder Zink (Abb. 3) wird zum vierten oder fünften Teil etwa mit Kaltwasser angefüllt. In diese Wanne setzt man sich ausgekleidet wie auf einen Stuhl derart, daß der halbe Unterleib bis in die Nierengegend und die obere Hälfte der Schenkel in das Wasser kommen. Die andere Schenkelhälfte gegen die Knie zu und die Füße kommen außer Wasser zu stehen (Abb. 4). Wer schon einige Praxis hat, braucht sich nicht ganz auszukleiden. Die Dauer eines Bades beträgt ½–3 Minuten.

Diese kalten Sitzbäder gehören nächst den Halbbädern zu den bedeutsamsten und wirksamsten Anwendungen speziell für den Unterleib. Sie sind Luft (Gas) ausleitend, die schwache Verdauung und den Stuhlgang befördernd, den Blutumlauf regelnd, stärkend und deshalb bei Bleichsucht, Blutfluß und ähnlichen Zuständen, bei Unterleibsgebrechen der delikatesten Art nicht genug zu empfehlen. Niemand brauche die naßkalte, nur 1–2 Minuten dauernde Anwendung zu fürchten. Gut und nach Vorschrift ausgeführt, kann dieselbe niemals schaden.

Um Erkältungen vorzubeugen, um gefeit, gekräftigt, unempfindlich zu werden gegen den häufig so arg mitspielenden Tem-

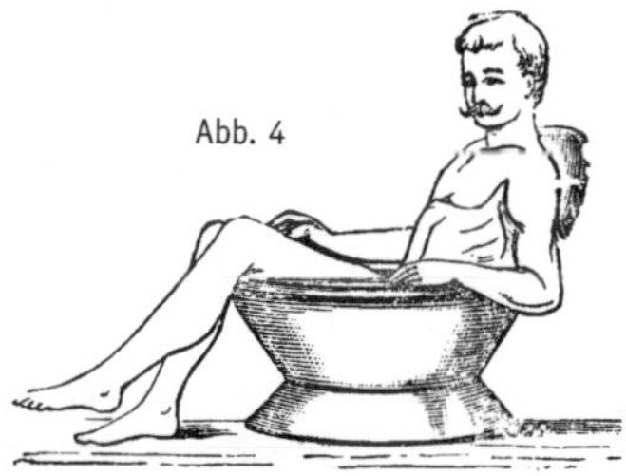

Abb. 4

peraturwechsel, nehme man öfters solche Sitzbäder, am besten nachts vom Bett aus. Man erwacht zu irgendeiner Stunde, steigt schnell ins Sitzbad (das Auskleiden bleibt erspart) und sofort, ohne abzutrocknen, wieder ins Bett. Vor oftmaligem Gebrauch hintereinander möchte ich jedoch warnen, weil dadurch das Blut zu sehr in die Sitzteile geleitet wird und so Hämorrhoiden großgezogen werden; 2–3mal in der Woche geht an.

Wem der gesunde, ruhige Schlaf fehlt, schon beim Beginn der Nachtruhe, wer nachts aufwacht und nicht wieder einschlafen kann, wer überhaupt an Schlaflosigkeit leidet, benütze fleißig das kalte Sitzbad. Die Sitzungen während je 1–2 Minuten benehmen die Aufregung und verschaffen angenehme Ruhe.

Ein Patient vermochte geraume Zeit hindurch selten länger als 1–2 Stunden zu schlafen und wälzte sich, alle möglichen Gedanken aufgreifend, in immer tiefere Aufregung hinein. Diese Bäder brachten ihm den heißersehnten Gast.

Wer in der Frühe mit eingenommenem Kopf, wer matter aufsteht, als er zur Ruhe ging: Beiden rate ich dringend diese Anwendung.

Auch allen Gesunden sei dieselbe hiermit nochmals aufs wärmste empfohlen.

2. Das warme Sitzbad

bereite ich niemals mit warmem Wasser allein. Dasselbe ist bei mir stets entweder

a) ein Zinnkraut-Sitzbad oder
b) ein Haberstroh-Sitzbad oder
c) ein Heublumen-Sitzbad

Die Zubereitung der drei Bäder geschieht auf ein und dieselbe Weise. Man gießt strudelndes Wasser über das Kraut und läßt die Mischung auf dem Feuer eine Zeit aufkochen. Sodann rückt man das Kochgefäß aus der Hitze weg, läßt den Absud samt dem Kraut abkühlen, bis er die Badetemperatur von 24 bis 26, selten 30 °R erreicht hat, und schüttet beides, Absud und Kraut, in die bereitstehende Sitzbadewanne. So ein Sitzbad darf eine Viertelstunde währen, und da es schade wäre, den Absud alsdann wegzugießen, lasse ich denselben noch zu zwei weiteren Anwendungen benützen. Die eine geschieht 3–4 Stunden später als die erste, die andere eine Stunde später als die zweite Anwendung, beide im kalten Absude, je zu 1–2 Minuten.

Solche Kräutersitzbäder erlaube ich wöchentlich höchstens zwei- bis dreimal, öfters nur im Wechsel mit kalten oder in Fällen, wo es sich um die Heilung eines tief eingewurzelten Übels handelt, wie bei hervorragenden Hämorrhoidenleiden, bei Mastdarmfisteln, Blinddarmbeschwerden und ähnlichem.

Bruchleidende brauchen sich durch ihr Gebrechen von der Benützung dieser Bäder nicht abhalten zu lassen.

a) Das *Zinnkraut-Sitzbad* dient speziell und hauptsächlich bei krampfhaften, rheumatischen Zuständen der Nieren und der Blase, bei Gries- und Steinleiden, bei Beschwerden im Urinieren (Wassermachen).

b) Das *Haberstroh-Sitzbad* ist ein vorzügliches Bad bei allen gichtischen Leiden.

c) Das *Heublumen-Sitzbad* hat mehr allgemeine Wirkung und wird in Ermangelung von Zinnkraut und Haberstroh bei allen oben angeführten Unterleibsleiden angewandt, wenn auch weniger wirksam. Gute Dienste hat es mir stets geleistet bei der Auflösung von Anstauungen im Unterleib, bei der Behandlung von äußeren

Geschwülsten, Geschwüren (Gürtelausschlag), bei hartem Stuhlgang, bei Hämorrhoiden, bei krampfhaften und kolikartigen Erscheinungen (Windkolik).

Vollbäder oder Ganzbäder

Auch diese Bäder werden unterschieden in kalte und warme Vollbäder. Jede Art dient sowohl den Gesunden als den Kranken.

1. Das kalte Vollbad

kann auf zweifache Weise genommen werden; entweder steht oder liegt man mit dem ganzen Körper in das kalte Wasser, in die Badewanne; oder man geht, um den fühlbaren Druck des Wassers auf die Lunge zu vermeiden (obgleich nie eine Gefahr ist), nur bis unter die Arme ins Wasser, so daß die Lungenspitzen frei bleiben, und wäscht den Oberkörper mit der Hand oder einem rauhen Linnen (Handtuch) rasch ab.

Die kürzeste Dauer eines solchen kalten Vollbades ist eine halbe Minute, die längste, welche nicht überschritten werden soll, drei Minuten.

Auf diese meine Sonderanschauung werde ich im folgenden noch einige Male zurückkommen müssen. Hier stehe nur die Bemerkung, daß ich vor ungefähr 20 Jahren selbst noch anderer Meinung war, Bäder von längerer Dauer anriet und im Glauben lebte, die Wasserheilanstalten könnten von der besten Methode nicht weit abirren.

Die langjährige Erfahrung und die tägliche Praxis an mir und an anderen haben mich seit langer Zeit, wie ich glaube, eines Besseren belehrt. Diese Lehrmeisterinnen brachten mich zu der festen Überzeugung, daß bei Kaltwasserbädern der Grundsatz der richtige und wahre ist:

Je kürzer das Bad, desto besser die Wirkung. Wer eine Minute im kalten Vollbade bleibt, handelt klüger und sicherer als derjenige, welcher fünf Minuten darinnen bleibt.

Mögen Gesunde oder Kranke dieses Bad gebrauchen, ich verwerfe ein jedes, das über drei Minuten dauert.

Diese Überzeugung, die unzählige Tatsachen gebracht und seitdem bestätigt haben, macht es erklärlich, daß ich über die schroffen Anwendungen in Wasserheilanstalten, auch über das vielfach unüberlegte Baden zur Sommerzeit meine eigenen Anschauungen habe.

Was den letzten Punkt angeht, so gibt es Leute, welche einmal, ja zweimal im Tag je eine halbe Stunde und darüber im Wasser bleiben. Bei tüchtigen Schwimmern, die starke Bewegung machen und nach dem Baden gute, kräftige Nahrung zu sich nehmen können, sage ich weniger. Die kräftige Natur wird schnell ersetzen, was das Bad ihr genommen. Den Landratten aber, die ohne rechte Bewegung wie mühsam gehende Schildkröten eine halbe Stunde im Wasser herumkriechen, nützt so ein Badmartyrium nicht nur nichts (die Reinigung der Hautwäsche hätten sie billiger haben können), es schadet, und wenn es öfters, gar zu oft wiederkehrt, schadet es viel: derlei Bäder machen schlaff, müde. Statt daß sie der Natur, dem Organismus nützen, ziehen sie ihn aus; statt daß sie kräftigen und nähren, zehren sie.

a) Das kalte Vollbad für Gesunde

Öfters kamen mir von bekannter und unbekannter Seite Warnungen zu des Inhaltes, ich möchte doch bedenken, daß die Anwendung des kalten Wassers gleichbedeutend sei mit Wärmeentziehung, daß Wärmeentziehung blutarmen Personen sehr schade und die Nervenreizbarkeit in hohem Grade steigere.

Ich unterschreibe jedes Wort, wenn es sich um allzu schroffe

Anwendungen der oben beschriebenen Art handelt; meine Anwendungen aber, an dieser Stelle die kalten Vollbäder, empfehle ich vorerst allen Gesunden zu jeder Jahreszeit, im Sommer und Winter, und behaupte, daß gerade diese Bäder zur Erhaltung und Kräftigung der Gesundheit wesentlich beitragen; sie reinigen die Haut, befördern die Hauttätigkeit, erfrischen, beleben und stärken den ganzen Organismus. Im Winter sollen die Bäder in der Woche die Zahl zwei nicht leicht überschreiten; eins genügt alle acht, unter Umständen alle vierzehn Tage.

Noch zwei Punkte seien hier berührt.

Eine wichtige Rolle im Gesundbleiben spielt das Abgehärtetsein gegen die verschiedenen Einflüsse, den Wechsel der Temperatur (Witterung, Jahreszeiten). Unglücklich der Mensch, dem jeder Windhauch, jedes Lüftchen die Lunge, den Hals, den Kopf verdreht, der das ganze Jahr aufmerken muß, wie heute und morgen die Windfahne gerichtet ist. Dem Baum in der freien Natur kann es gleichgültig sein, ob Sturm, ob Windstille, ob Hitze, ob Kälte herrscht. Er trotzt Wind und Wetter, er ist abgehärtet. Der Gesunde probiere unser Bad, er wird dem starken Baum gleichen.

Ein Grund der Angst und Besorgnis vor den Kaltwasseranwendungen ist vielen sehr schwer zu benehmen; ich möchte denselben bezeichnen als die fixe Idee von der Wärmeentziehung. Die Kälte schwächt und muß schwächen, sagen sie, wenn nicht auf deren Anwendung alsbald das Gefühl von Wärme folgt. Ganz gewiß, ich stimme bei. Aber ich behaupte entgegen, daß, abgesehen von der vielen Bewegung, die nach unseren Grundsätzen mit jeder Anwendung von kaltem Wasser streng und vorschriftsmäßig verbunden ist, unsere Kaltwasserbäder der Natur die Wärme nicht rauben, vielmehr dieselbe erhalten und pflegen. Statt allem die Frage: Wenn ein geschwächter, durch fortwährendes Stubensitzen verweichlichter Mensch, welcher zur Winterzeit nur im äußersten Notfall noch einen Ausgang wagen darf, durch die Bäder oder durch die Waschungen auf einmal so abgehärtet ist, daß er ohne

Furcht bei jeder Witterung ausgeht, die empfindsame Kälte selbst kaum mehr empfindlich spürt, muß bei einem solchen die Naturwärme nicht gewonnen haben? Sollte dieses alles Schein und Trug sein?

Ein Beispiel von vielen möge doch hier Platz finden!

Ein hoher Herr, über 60 Jahre alt, war wasserscheu aufs äußerste. Seine größte Sorge bei Ausgängen bestand darin, ja nicht eines der unentbehrlichen Wollstücke zu vergessen; alle möglichen und unmöglichen Erkältungen usw. könnten ja die Folge solch unverzeihlicher Vergeßlichkeit sein. Der Hals des Herrn war vor allen andern Kopf-, Rumpf- und Gliederteilen so empfindlich, daß er ihn kaum mehr entsprechend zu pflegen, zu umhüllen wußte. Da kam der »Barbar« dahinter. Mit einer gewissen Schadenfreude verordnete er unsere kalten Vollbäder. Der Herr gehorchte. Und die Folgen? Dieselben waren außerordentlich günstige. Nach wenigen Tagen schon vollzog sich die erste Häutung; dem ersten Woll- und Flanellhemd folgte bald das zweite, und die Wollseile des Halses gingen bald denselben Weg. Jeden Tag, an dem er kein Vollbad nehmen konnte, hielt er für keinen geordneten Tag; so sehr stählte es fühlbar gegen Klima und Witterung. Und er nahm die Bäder nicht bloß im erwärmten Zimmer, er nahm dieselben im Oktober noch beim täglichen Spaziergang in einem Fluß, dessen kaltes Wasser ihm willkommener war als das Wasser der zu Hause stehenden Badewanne.

Die Hauptfragen, die wir zu beantworten haben, sind folgende:

In welchem Zustande, in welcher Disposition (Beschaffenheit) muß der gesunde Körper sein, daß er solche kalte Vollbäder mit gutem Erfolg gebraucht? Ferner:

Wie lange darf ein Gesunder im Bad bleiben? Endlich:

Zu welcher Jahreszeit beginnt man am leichtesten diese Abhärtungskur?

Die gute Disposition für die kalten Vollbäder erfordert wesentlich, daß der ganze Körper vollkommen warm sei.

Wer somit durch den Aufenthalt im warmen Zimmer, wer durch Arbeiten oder durch Gehen vollständig durchwärmt ist, befindet sich in der richtigen Verfassung.

Wem kalt ist, wer an kalten Füßen leidet, wen fröstelt, der soll bei solchem Kältezustand nie ein kaltes Vollbad nehmen, er habe sich denn zuvor durch Gehen usw. gehörig erwärmt.

Umgekehrt: Wer schwitzt, wer erhitzt (ich rede von gesunden Menschen), im größten Schweiß wie gebadet ist, nehme ruhig unser Vollbad.[1] Kaum wird irgend etwas selbst von ruhigen, besonnenen, einsichtsvollen Männern so sehr gefürchtet, als in der Hitze, im Schweiße sich ins kalte Wasser zu begeben. Und doch, nichts ist schuldloser. Ja, ich stelle kühn die wohlüberlegte und langjährig erprobte Behauptung auf: Je ärger der Schweiß, um so besser, um so wirksamer das Bad.

Bei Unzähligen, die früher geglaubt hatten, es müsse sie bei solcher »Roßkur« sofort der Schlag treffen, war nach einem einzigen Versuch, nach der ersten Probe, alle Angst, alles Vorurteil geschwunden.

Wer hat denn je, wenn er schwitzend nach Hause kommt, wenn ihm der salzige Saft übers Gesicht rinnt und die Finger wie mit Klebstoff zusammengeleimt erscheinen, Bedenken und Furcht, Hände und Gesicht zu waschen, wohl auch noch Brust und Füße? Das tut ein jeder; denn es macht behaglich und wohl. Muß die Wirkung für den ganzen Körper – das ist die notwendige Folgerung – nicht dieselbe sein? Sollte eine Sache, die einzelnen Teilen vortrefflich zustatten kommt, für dieselben eine Wohltat ist, für das Ganze ein Nachteil, ein Verderben sein?

Ich glaube, die Angst vor der schädlichen Wirkung der kalten

[1] Wer durch Regen oder sonst etwas durchnäßt wurde, soll mit dem Wasser nichts zu tun haben; es bekäme ihm nicht gut. An dieser Stelle warne ich auch davor, nach solchem Bade irgend nasse Kleider anzuziehen. Diese müssen vollständig trocken sein.

Bäder für Schwitzende rührt meistens her von der Wahrnehmung, daß Personen, die, vor Schweiß triefend, plötzlich an die Kälte kommen oder der frischen Luft, besonders der Zugluft sich aussetzen, sich manchmal schon für ihr ganzes Leben gründlich verdorben haben. Das ist ganz wahr.

Ich gebe noch mehr zu, daß sich nämlich auch schon manche Schwitzende im kalten Wasser die Keime zu schweren Leiden holten. Was trägt die Schuld: der Schweiß oder das Kaltbad? Keines von beiden! Wie bei allem im Leben, so kommt es auch hier in erster Linie nicht auf das Was, sondern auf das Wie an, in unserem Fall, wie die Menschen im Schweiß das kalte Wasser gebrauchen. Mit dem einfachen Taschen- und Brotmesser kann ein Rasender namenloses Unheil anrichten. Unvernünftige Anwendung kann das höchste Gut in das Übel verkehren. Merkwürdig bleibt nur, daß man dann stets das Gut und nicht die zu verurteilenden Mißbräuche desselben verdammt.

Auf das Wie des Gebrauchs also kommt es an. Wer in diesem Stück seinem Kopf nachgeht, der mag auch die Folgen, an denen er leichtfertigerweise selbst die Schuld hat, allein tragen.

Damit stehen wir bei der Beantwortung der zweiten Frage: Wie lange darf ein Gesunder im kalten Vollbade bleiben?

Ein Herr, dem ich wöchentlich zwei solcher Bäder verordnet hatte, kam nach vierzehn Tagen zu mir und jammerte, daß sein Zustand sich bedeutend verschlimmert habe, er sei wie ein Eisklumpen. Das Aussehen war sehr leidend, und ich begriff nicht, daß das Wasser mich auf einmal so im Stich gelassen. Auf meine Frage, ob er die Anwendung genau nach Weisung gemacht, antwortete der Herr: »Aufs genaueste; ich habe noch mehr getan, als Sie befohlen haben; statt der einen Minute bin ich fünf Minuten im Wasser geblieben, dann aber kaum mehr oder nicht mehr warm geworden.« Er machte es die folgenden Wochen richtig und hatte in Bälde die frühere Naturwärme und Frische.

Dieser eine Fall illustriert (bildet ab) alle Fälle, in denen das

Wasser geschadet haben soll. Nicht das Wasser, nicht die Anwendung fällt aus der Rolle; die unvorsichtigen und ungenauen Menschen sind die Missetäter. Wie nun aber einmal die Gewohnheit besteht, muß ihre Schuld das unschuldige Wasser tragen.

Wer das kalte Vollbad nimmt, kleide sich rasch aus und lege sich eine Minute in die bereitstehende Badewanne. Wer es im Schweiß nimmt, setzt sich in die Wanne, d.h. gehe nur bis an die Magengegend ins Wasser und wasche sich schnell und kräftig den Oberkörper ab. Dann tauche er einen Augenblick bis zum Hals unter, gehe ungesäumt aus dem Wasser und kleide sich, ohne abzutrocknen, in tunlichster Eile an. Der Hand- oder Feldarbeiter kann sofort wieder seine Arbeit aufnehmen; andere müssen (mindestens eine Viertelstunde) so lange Bewegungen machen, bis der Körper vollständig trocken und normal erwärmt ist. Ob dieses im Zimmer oder im Freien geschieht, bleibt sich ganz gleich; ich für meine Person gebe selbst im Herbst und Winter stets der frischen Luft den Vorzug.

Was du tust, mein lieber Leser, das tue vernünftig, und überschreite nie das rechte Maß! Auch die Anwendung des Vollbades soll in der Woche die Zahl von drei in der Regel nicht übersteigen.

Wann soll ich am besten diese Bäder beginnen?

Die wichtigste Arbeit, den Körper abzuhärten oder, was gleichbedeutend ist, ihn gegen Krankheit zu schützen, widerstandsfähig zu machen, kann nie früh genug begonnen werden. Fange gleich heute noch an, aber fange an mit leichteren (siehe Abhärtungsmittel), nicht gleich mit den schwereren Übungen! Du könntest sonst leicht den Mut verlieren! – Unsere kalten Vollbäder wirst du beginnen können, wenn du kräftig bist, vielleicht nach kurzer Vorbereitung; wenn du schwach bist, unter Umständen erst nach längerer Vorübung.

Es ist dieses ein sehr wichtiges Kapitel. Nur nicht unvermittelt, plötzlich, mit den strengsten Mitteln etwas forcieren, erzwingen wollen! Das ist zum mindesten Unverstand.

Ein Arzt riet einem am Nervenfieber Erkrankten, er solle eine Viertelstunde ins kalte Wasser gehen. Der Kranke tat es, bekam aber danach solchen Frost, daß er in Zukunft von einem solchen Heilbad natürlich nichts wissen wollte, es verwünschte und verfluchte. Die Erklärung des Sachverständigen ging einfach dahin: Nach solchen Erfahrungen sei klar, man könne bei dem Kranken das Wasser nicht ferner in Anwendung bringen, der Kranke sei im übrigen verloren. Mit diesem Todesurteil kam man zu mir. Ich gab den Rat, der Aufgegebene solle doch nochmals das Wasser probieren, aber statt einer Viertelstunde nur zehn Sekunden (hinein und hinaus) im Wasser bleiben, der Erfolg müsse ein anderer sein. Gesagt, getan; in wenigen Tagen erholte sich der Kranke.

Bei derartigen Vorkommnissen drängte sich mir stets die Meinung auf, man wende das Wasser absichtlich in solch schroffer, unbegreiflich gewalttätiger Weise an, um das Volk, anstatt mit Vertrauen, mit Schrecken vor diesem nassen Wauwau zu erfüllen. Ich bin ein sonderbarer Mensch, ich weiß es; darum wird man mir solche Einfälle nicht hoch anrechnen.

Solche, denen es Ernst ist, mögen nach Anwendung der Abhärtungsmittel zuerst noch die Ganzwaschungen (siehe Waschungen) beginnen und dieselben, wenn sie das Waschen vor Schlafengehen nicht aufregt und wach erhält, abends vor dem Bettgehen, sonst in der Frühe beim Aufstehen vornehmen. Abends verliert man gar keine Zeit, auch früh ist in einer Minute alles fertig. Wer nicht gleich zu tüchtiger Handarbeit oder in kräftige Bewegung kommt, soll sich nochmals (bis zur Trocknung und Erwärmung) ein Viertelstündchen niederlegen.

Diese Übung, wöchentlich zwei- bis viermal vorgenommen, was genügt, oder täglich praktiziert, bildet die beste Vorbereitung zu unserem kalten Vollbad. Man versuche es nur einmal! Dem ersten Unbehagen wird bald ein bis ins Innerste hinein wohltuendes Behagen folgen, und was früher gescheut und gefürchtet war, wird bald fest Bedürfnis werden.

Ein mir bekannter Herr ging achtzehn Jahre hindurch allnächtlich in sein Vollbad. Ich hatte es ihm nicht vorgeschrieben; aber er wollte die Übung durchaus nicht lassen. In den achtzehn Jahren war er keine Stunde lang krank.

Andere, die in einer Nacht zwei- bis dreimal in die Badewanne stiegen, mußte ich zurückhalten, es ihnen verbieten. Wäre die Übung sie hart oder unausstehlich angekommen, wie man so oft ausschreit und ausheult, sie hätten es sicherlich bleiben lassen.

Wer es mit der Abhärtung, mit der Erhaltung seiner Gesundheit, mit der Kräftigung ernst meint, fasse das kalte Vollbad recht ins Auge, lasse es aber bei dem guten Vorsatz allein nicht bewenden.

Kräftige Völker, Geschlechter, Familien sind stets treue Freunde des kalten Wassers, gerade unseres Vollbades gewesen. Je mehr unser Zeitalter den Charakter und Namen des verweichlichten bekommt, um so höhere Zeit ist's, zurückzukehren zu den gesunden, natürlichen (nicht verkünstelten und unnatürlichen) Anschauungen und Grundsätzen der Alten.

Noch gibt es manche, besonders hochadelige Familien, angesehene Männer, welche gerade unsere Wasseranwendung gleichsam als Haustradition und als ein zur Gesundheitspflege überaus wichtiges Erziehungsmittel ansehen und ihrem Stamme, ihren Nachfolgern gesichert wissen wollen.

Wir brauchen uns also unserer Sache nicht zu schämen.

b) Das kalte Vollbad für Kranke

Nur einige Bemerkungen von mehr allgemeiner Natur mögen hier ihre Stelle finden.

Eine kräftige Natur, ein gesunder Organismus ist imstande, die Krankheitsstoffe, welche sich ansetzen wollen, selbst auszuscheiden. Dem kranken und durch Krankheit geschwächten Körper muß man beispringen, ihn unterstützen, daß er anfange, diese Arbeit selbst wieder zu tun. Vielfach geschieht diese Unterstützung durch das kalte Vollbad, das in solchem Fall als vortreffliche Krükke oder Stab, als Kräftigungsmittel dient.

Die Hauptanwendung findet es indessen bei den sogenannten »hitzigen Krankheiten«, d.h. bei all jenen Krankheiten, welche als Vorboten und Begleiter heftige Fieber haben. Die Fieber von 39–40 °R und darüber sind am meisten zu fürchten; sie rauben alle Kraft, brennen die Hütte des menschlichen Körpers gleichsam elendiglich nieder. Mancher, den die Krankheit verschont, wird ein Opfer der Schwäche. Zusehen und zuwarten, was sich aus einem so schrecklichen Feuerbrand wohl entwickeln möge, scheint mir bedenklich und folgenschwer zu sein. Was soll da »alle Stunde einen Eßlöffel voll«, was das teure Chinin, was das wohlfeile Antipyrin, was die giftige Digitalismixtur, deren Folgen für den Magen wir alle kennen? Medikamente sind und bleiben bei solchen Bränden doch recht schwache Hilfs- oder Fieberstillungsmittel. Was sollen endlich jene künstlichen Berauschungsmittel, die man dem Kranken eingibt oder einspritzt, die ihn in der Tat berauschen, daß er nichts mehr weiß, nichts mehr fühlt, nichts mehr empfindet? Ganz abgesehen vom moralischen und religiösen Standpunkt ist es wahrlich erbärmlich, so einen halb eingeschlummerten, vielmehr berauschten Kranken zu sehen, wie er daliegt mit entstellten Zügen, mit verdrehten Augen. Wird das helfen? Bei solchem Fieberfeuer hilft gar nichts als das Löschen. Feuer und Brände löscht man mit Wasser, den allgemeinen Körperbrand, wo gleichsam alles in hellen Flammen steht, am gründlichsten durch das Vollbad. Bei jedem neuen Aufflackern, d.h., sooft die Hitze, die Bangigkeit groß wird, vielleicht im Anfange des Fiebers jede halbe Stunde erneuert, wird es, früh genug angewendet, bald Herr des Feuers sein (siehe Entzündungen, Scharlach, Typhus u.a.).

Früher schon hörte ich, daß man in großen allgemeinen Krankenhäusern für arme Kranke, welche das teure Chinin nicht auftreiben konnten, häufig die Badewanne gebrauchte; in den letzten Zeiten durchlief manche Zeitungen die mir freudige Kunde, daß man besonders in großen Militärspitälern Österreichs wieder angefangen habe, gewisse Krankheiten wie den Typhus mit Wasser zu behandeln. Warum, so möchte ich fragen, nur den Typhus? Warum nicht mit logischer Notwendigkeit all jene Krankheiten, die als giftige Früchte aus den Fieberpilzen hervorwachsen? Wer A sagt, muß auch B sagen. Mit Spannung warten viele auf das B, darunter auch manche Leute vom Fach.

Eine Bemerkung, die vielleicht besser bei den Waschungen stünde, möge gleichwohl hier sich anreihen. Nicht alle Kranken sind imstande, die Vollbäder zu benützen; manche sind vielleicht schon derart geschwächt, daß sie weder selbst sich heben und wenden noch auch aus dem Bett gehoben werden können. Müssen solche Kranke der Kaltwasseranwendung verlustig gehen? Durchaus nicht. Unsere Wasseranwendungen sind so mannigfaltig, und jede einzelne Anwendung hat wieder so viele Grade oder Stufen, daß der Gesündeste wie der Schwerkranke das für ihn und seinen Zustand Passende finden kann. Nur darum handelt es sich, die Anwendung gut auszuwählen.

Für einen Schwerkranken, der wegen zu großer Schwäche unfähig ist, die kalten Vollbäder zu gebrauchen, dienen als Ersatz die Voll- oder Ganzwaschungen, die bei jedem, auch dem schwächsten Kranken, leicht im Bette vorgenommen werden können. Wie sie zu geschehen haben, sehe man bei den Waschungen. Sie werden wie die Vollbäder so oft wiederholt, als der Hitze- und Bangigkeitszeiger einen hohen Grad, eine hohe Ziffer aufweist.

Gerade bei solchen ans Bett gefesselten Schwerkranken hüte man sich vor dem großen Fehler einer zu schroffen Anwendung; man würde stets das Übel ärger machen.

Ich könnte jemanden nennen, der elf Jahre bettlägerig und ebenso lange Zeit in ärztlicher Behandlung war. Auch Wasseranwendungen waren versucht worden; alles scheiterte. Nach der Heilung dieser Person, die in sechs Wochen erfolgte, erklärte der Arzt selbst, die Sache komme ihm wie ein Wunder vor. Er besuchte mich persönlich und wollte wissen, was denn geschehen. Der ganze Hergang sei ihm um so unbegreiflicher, als nach seinem Dafürhalten nicht mehr die geringste Tätigkeit in dem Körper vorhanden war und seine sämtlichen Anwendungen mit Wasser ohne Erfolg blieben. Ich nannte dem Herrn den einfachen Hergang und die noch einfacheren Wasserübungen. Wir beide sahen ein, einen glimmenden Kienspan löscht man nicht mit der Feuerspritze aus; sein Wasser war zu schroff, das meinige sachte, langsam, den Fassungskräften des elenden Körpers entsprechend zur Anwendung gekommen.

Mich hat es oft erbarmt, daß man hören und lesen muß, wie in manchen Anstalten und Häusern Leute zehn, zwanzig und mehr Jahre das Bett nie mehr verlassen können. Das sind bedauernswürdige Geschöpfe. So etwas begreife ich übrigens nicht und habe es nie begriffen, ganz wenige Ausnahmefälle abgerechnet; es hat ja auch die heilige Schrift ihren achtunddreißigjährigen Kranken. Ich bin der festen Überzeugung, daß gar vielen dieser Betthüter und Betthüterinnen durch die einfachsten, mit Ausdauer und Pünktlichkeit fortgesetzten Wasseranwendungen wieder auf die Beine zu helfen wäre.

2. Das warme Vollbad

dient wie das kalte für Gesunde und Kranke. Die Art und Weise, wie es genommen wird, ist eine zweifache.

Man steigt einmal in die mit Warmwasser so hoch angefüllte Badewanne (Abb. 5a), daß das Wasser den ganzen Körper überspült, kein Teil bloß-, d.i. über Wasser liegt. In dem Bad verweilt man 25–30 Minuten. Dann geht man rasch in eine danebenstehende Wanne (Abb. 5b), die kaltes Wasser enthält, und taucht bis an den Kopf, nicht mit dem Kopfe, unter, oder in Ermangelung dieser zweiten Badewanne wäscht man den ganzen Körper möglichst

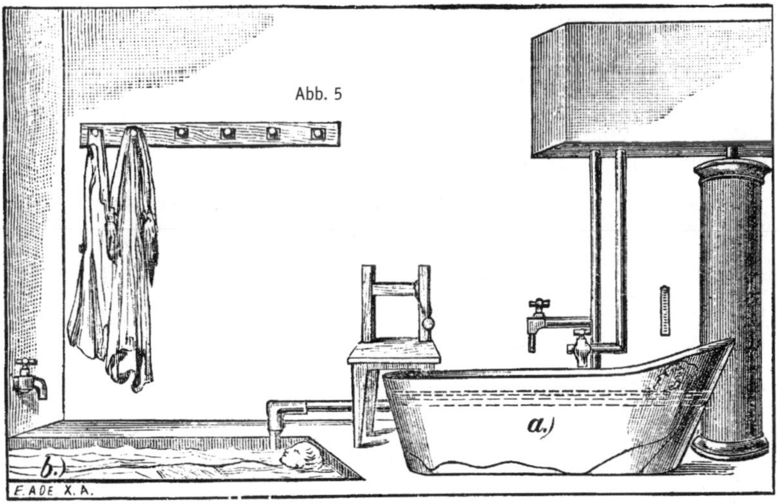

rasch kalt ab. In einer Minute muß das kalte Bad, die kalte Waschung fertig sein. Schnell, ohne abzutrocknen, wirft man sich in die Kleider und macht bis zu völliger Trocknung und Erwärmung Bewegung (mindestens eine halbe Stunde) im Zimmer oder im Freien. Landleute können ruhig und sofort wieder zur Arbeit zurückkehren. Das Badewasser hat bei diesem ersten Bad eine Temperatur von 26–28 °R, bei älteren Personen von 28–30 °R. Ich rate, mit einem Thermometer, das man leicht bekommt, mit Vorsicht und genau zu messen. Es genügt nicht, das Quecksilberröhrchen hineinzustecken ins Warme und sofort wieder herauszuziehen, dasselbe muß einige Zeit im Wasser belassen werden. Erst das Ruhigstehen des flüssigen Silbers gibt an, daß gut und lange genug gemessen sei. Wer immer das Bad bereiten mag, nehme es mit der Bereitung und der damit verbundenen Verantwortung ernst. Gleichgültigkeit und Schlendrian sind nirgends weniger am Platz als bei derart wichtigen Diensten der Nächstenliebe.

Die zweite Art, dieses Bad zu nehmen, ist folgende: Die Badewanne wird gefüllt wie das erstemal, das Badewasser aber hat die höhere Temperatur von 30–35 °R. Über die Zahl 35 sollen bei dieser Art Bäder die Wärmegrade nie steigen (wann, in welchen Fällen sie zur Anwendung kommen soll, muß stets extra gesagt sein), unter die Zahl 28 nie fallen; durchschnittlich rate und bereite ich sie selbst mit 31–33 °R.

Bei diesem Bad geht man nicht einmal, sondern dreimal ins Warme, nicht einmal, sondern dreimal ins Kalte. Es ist dieses Bad das sogenannte warme Vollbad mit dreimaligem Wechsel. Das ganze Bad dauert akkurat 33 Minuten; die verschiedenen Wechsel verteilen sich auf diese Zeit also (man lege die Uhr auf ein Stühlchen neben die Wanne und zähle gut):

10 Minuten in das Warme,
1 Minute in das Kalte,
10 Minuten in das Warme,
1 Minute in das Kalte,
10 Minuten in das Warme,
1 Minute in das Kalte.

Mit Kalt muß ohne Ausnahme stets abgeschlossen werden. Gesunde, kräftige Leute setzen sich in die Wanne mit kaltem Wasser und tauchen langsam bis an den Kopf unter. Empfindsame Personen setzen sich und waschen rasch Brust und Rücken[1] ab, ohne unterzutauchen. Eine Ganzwaschung tut jedem, der die kalte Wanne zu sehr fürchtet, dieselben Dienste. Der Kopf wird nie naß gemacht. Sollte er naß geworden sein, so trockne man ihn ab; ebenso trockne man beim letzten Heraussteigen aus der kalten Wanne von allen Körperteilen die Hände allein, damit selbe beim Anziehen der Kleider diese nicht naß machen.

Bezüglich des Weiteren, insbesondere bezüglich der nach dem

[1] D.i., man wirft so viel Wasser über die Schultern hinweg, daß es den Rücken hinunterläuft und ihn abspült.

Baden notwendigen Bewegung, gilt genau das beim ersten Bad Gesagte.

Ich schulde hier einige Bemerkungen.

Warme Bäder allein, d.i. ohne darauffolgende kalte Bäder oder kalte Waschungen, verordne ich niemals. Die erhöhte Wärme, zumal wenn sie längere Zeit andauert und einwirkt, stärkt nicht, sie schwächt und macht den ganzen Organismus schlaff; sie härtet nicht ab, sie macht die Haut gerade noch empfindsamer gegen alle Kälte; sie schützt nicht, sie bringt Gefahr. Das Warmwasser öffnet die Poren; es dringt kalte Luft ein, und die Folgen zeigen sich schon in den nächsten Stunden. Sämtlichen Übelständen helfen die auf die warmen Bäder folgenden Kaltbäder oder Kaltwaschungen (ich kenne keine warme Wasseranwendung ohne die darauffolgende kalte) gründlich ab; das frische Wasser stärkt, die erhöhte Wärme herunterdrückend; es erfrischt, die überflüssige Hitze gleichsam wegwischend; es schützt, die Poren schließend und die Haut fester machend.

Dasselbe Vorurteil von der plötzlichen Kälte, die auf die Wärme folgt, begegnet uns hier schon wieder. Gerade mit Rücksicht auf die folgenden Kaltbäder können und müssen die Warmbäder in höherer Temperatur, als sonst normal ist und ich unter andern Umständen raten würde, gegeben werden. Der Körper wird mit so viel Wärme erfüllt, gleichsam gewappnet, daß er den Anstoß der eindringenden Kälte gut aushalten kann. Wer beim erstenmal zu sehr vor der kalten Wanne zurückschrecken sollte, nehme eine Ganzwaschung vor. Er wird Mut bekommen. Es kommt alles nur auf die erste Probe an. Wer es einmal versucht hat, nimmt schon des Wohlbehagens wegen nie mehr ein warmes Bad ohne das darauffolgende kalte. Vielen, die anfangs vor Angst gezittert, später aber sich an den merkwürdig wirkenden Wechsel gewöhnt, denselben liebgewonnen haben, mußte ich strenge Grenzen ziehen, daß das Übermaß des Guten ihnen nicht zum Übel werde.

Das Prickeln, das Krabbeln in der Haut, welches man beim

Wiedereinsteigen vom kalten ins warme Bad besonders an den Füßen lebhaft verspürt, darf niemanden beängstigen; es wird einem später ein angenehmes Frottieren.

Besondere Vorbereitungen, um z.B. die richtige Wärmetemperatur im Körper herzustellen, sind bei beiden Arten dieses Vollbades nicht notwendig.

Auch hier wie bei allen Warmbädern benütze ich nie oder höchst selten bei Gesunden Warmwasser allein; ich mische stets Absude von verschiedenen Heilkräutern bei.

a) Das warme Vollbad für Gesunde

Wenn ich Gesunden, d.h. relativ Gesunden (gesunden, aber schwachen Menschen), warme Vollbäder verordne, so geschieht dieses nur dann, wenn solch geschwächte Leute zu den Kaltwasserbädern sich nicht entschließen können, und allein zu dem Zwecke, sie durch das Warmbad mit folgender kalter Waschung allmählich fürs frische Kaltbad vorzubereiten und reif zu machen.

Meine Grundsätze und meine Praxis sind in diesem Stück folgender Art: Ganz gesunden und kräftigen Naturen, deren frisches, gerötetes Aussehen gleichsam selbst Wärme und Lebensfeuer sprüht, gebe ich warme Bäder selten, fast nie. Sie verlangen auch nicht darnach, sie streben wie der Fisch ins kalte Wasser.

Jüngeren, schwächlichen, blutarmen, nervösen Personen rate ich es als gut, besonders jenen, welche Anlage zeigen zu Krämpfen, Rheumatismen und ähnlichen Gebrechen. Die Hausmütter, welche so frühe schon durch alle möglichen Mühseligkeiten aufgerieben werden, mögen hier obenan stehen. Jeden Monat ein solches Bad mit 28 °R und folgender kalter Abwaschung, 25–30 Minuten dauernd, würde genügen.

Bei Anlage zu Gliedersucht, Gicht, Podagra sind zwei solcher Bäder in jedem Monat besser als eines.

Zur Sommerzeit sollen die jüngeren Personen die kalten Vollbäder versuchen.

Bejahrten, schwächlichen Leuten empfehle ich der Reinlichkeit der Haut, der Auffrischung und Stärkung wegen wenigstens allmonatlich ein warmes Vollbad mit 28–30 °R von 25 Minuten Dauer mit abschließender kräftiger Abwaschung. Sie werden jedesmal in Folge der erhöhten Transpiration (Hauttätigkeit) und der lebendigeren Zirkulation (Umlauf) des Blutes wie neu aufleben.

b) Das warme Vollbad für Kranke

Beide Arten desselben kommen in Verwendung, und man hat bei gehöriger Vorsicht und Pünktlichkeit durchaus nichts zu fürchten.

Die Bäder verfolgen einen doppelten Zweck: Im einen Fall sollen sie durch Zufuhr von Wärme die Körperwärme erhöhen, vermehren, im andern Fall mitwirken zur Auflösung und Ausleitung von Stoffen, welche der kranke Körper allein aus eigener Kraft nicht mehr entfernen kann.

Die warmen Vollbäder werden bereitet als

Heublumenbäder
Haberstrohbäder
Fichtenreiser-(Nadel-)Bäder
gemischte Bäder

Die Bereitung und Wirkung der zwei ersten Bäder wurde der Hauptsache nach schon bei der Abhandlung über das warme Sitzbad angegeben. Nur einige Punkte seien der Vorsicht halber wiederholt.

aa) Das Heublumenbad. Ein kleines Säckchen mit Heublumen angefüllt kommt in einen Kessel heißen Wassers und bleibt mindestens eine Viertelstunde im Sude. Der ganze Absud wird in die mit Warmwasser bereitstehende Wanne geschüttet und die Mischung, bis sie die vorgeschriebene Temperatur erreicht hat, mit warmem oder kaltem Wasser aufgefüllt. Dieses Bad, das leichteste und häufigste, ist eigentlich das unschuldigste, das normale Bad zum Wärmen des Körpers. Auch Gesunde können es jederzeit benützen. Bei mir zu Hause geht mancher Wassermann, von solchem Heublumenduft umschwängert, Dorf auf und ab. Das kaffeebraune Wasser öffnet eindringlich die Poren und löst Anstauungen im Körper auf.

bb) Das Haberstrohbad. Nachdem ein ordentliches Büschel Haberstroh in einem Kessel siedenden Wassers eine halbe Stunde lang gesotten, verfährt man mit dem Absud wie oben.

Dieses Bad wirkt stärker als das Heublumenbad und ist bei Nieren- und Blasenbeschwerden, bei Stein-, Gries- und Gichtleiden vorzüglich.

cc) Das Fichtenreiser-(Nadel-)Bad wird also bereitet: Man nimmt Fichtennadeln, je frischer, desto besser, klein zerhackte Ästchen (Reiser), selbst recht harzige, gleichfalls zerschnittene Tannenzapfen und siedet die ganze Masse, bunt durcheinandergeworfen, eine halbe Stunde in heißem Wasser. Mit dem Absud verfährt man wie oben. Auch dieses Bad hat günstigen Einfluß auf Nieren- und Blasenleiden, doch schwächeren als das Haberstrohbad. Seine Hauptwirkung betrifft die Haut, welche es zur Tätigkeit spornt, und die inneren Gefäße, welche es stärkt. Dieses wohlduftende und stärkende Fichtennadelbad ist so recht das obenerwähnte Bad der älteren Leute.

dd) Gemischte Bäder nenne ich jene, bei denen, wenn gerade das notwendige Quantum irgendeiner dieser Heilpflanzen abgeht, die Absude von mehreren zusammengegeben werden in ein Bad. Am häufigsten habe ich so gemischt die Absude von Heublumen und Haberstroh, indem schon die Pflanzen zusammen gekocht wurden. Das Haberstrohbad wird auf diese Weise auch wohlriechender.

Bäder wären schon gut, sagt mir einer, das weiß ich; aber die Sache kommt zu teuer und ist viel zu umständlich.

Mit Recht könnte mir derjenige meiner Leser diesen Einwand erheben, welchen ich nach Reichenhall, nach Karlsbad oder sonst einem Bade schicken oder welchem ich etwa verordnen wollte, er solle die kleinen, schwarzen, sorgfältigst verpfropften, teuren Fichtennadelextrakt-Fläschchen kaufen und in jedes Bad die Hälfte oder ein Drittel des Inhaltes gießen.

So aber hat niemand auch nur den geringsten Grund zur Klage, zur Entschuldigung, zu einem Einwand. Der Ärmste selbst kann sämtliche Bäder mit Leichtigkeit bereiten, und er hat in jedem Falle den reinsten Extrakt, wie er ihn echter und unverfälschter an keinem Ort bekommen kann.

Gerade für ärmere und unbemittelte Leute habe ich solche Bäder lange Zeit gesucht, damit auch sie der Wohltat des Bades, das auf die Gesundheit vielfach so großen Einfluß übt, nicht ganz verlustig gehen müssen.

Der Reisen bedarf es dazu nicht, höchstens eines Ganges auf den Heu- oder Strohspeicher oder in den nahen Wald. Kosten tun die Bäder auch nur ein paar Schritte oder ein gutes Wort. Heublumen und ein Büschel Haberstroh schenkt jeder Bauer jedem Armen; keine Tanne versagt ihm ihre Zapfen und ihr grünes Reisig. Eine hölzerne Stande (Zuber, Schaff) hat doch ein jeder unter dem Hausrat; im Notfall borgt sie der Nachbar gerne. Dieses genüge bezüglich des Kostenpunktes.

Was die Mühe, die Umständlichkeit angeht, so stelle ich einzig die Frage: Ist es für dich, für deine Angehörigen weniger umständlich, wenn du wochenlang aufs Krankenlager geworfen wirst oder wenn der verwahrloste, über Gebühr geschwächte und nie erfrischte, niemals neu aufgerichtete Körper langsam dahinsiecht?

Von Mühe und Arbeit kann da gar nicht die Rede sein; ich müßte es Bequemlichkeit und Trägheit nennen, wem immer es zuviel wäre, meinen allergeringsten Anforderungen zu entsprechen. Wer solche Gesinnung hegen würde, verdiente in der Tat gar kein solches Bad.

Die Mineralbäder

An dieser Stelle schulde ich ein Wort über die Mineralbäder, deretwegen ich sehr oft schon befragt wurde. Meine unmaßgebliche Ansicht über diesen Punkt ist folgende:

Ich kann nach all den Grundsätzen meiner Wasserkur nicht dafür sein, weil ich alles Forcierte, alles Gewaltsame nicht billige, ganz gleich, ob von außen nach innen oder direkt nach innen gewirkt wird. Mein Urteil lautet und wird immer lauten: Die gelindeste Anwendung ist die beste, ob es sich nun um die Wasserheilmittel oder ob es sich um Medizinen usw. handle, und wer mit einer Anwendung seinen Zweck erreicht, soll ja keine zweite gebrauchen. Wir müssen der Natur, dem kranken oder geschwächten Organismus sachte an die Hand gehen, nicht streng und stürmisch; wir müssen den kranken Körper sozusagen milde und leicht an der Hand führen, ihm bisweilen helfend und stützend unter die Arme greifen, aber ihn nicht allzusehr drängen, ihn nicht zerren und stoßen; wir müssen nicht durch dies und das absolut etwas einwirken wollen, sondern nur mitwirken, daß der Körper mit seiner Arbeit fertig werde, und sofort von dieser gelinden oder gelindesten Mitwirkung abstehen, sobald der Körper allein sich weiterzuhelfen weiß.

Niemandem wird es, um ein Beispiel meines Verfahrens anzuführen, entgangen sein, daß er die allbekannten Wurzel- und Drahtbürsten, die Frottiertücher usw. bei mir nicht findet. Ich habe diese Sachen früher angewendet, wenn auch nur in vereinzelten Fällen, aber die Erfahrung gemacht, daß das Wasser allein ohne diese doch mehr oder weniger gewaltsamen Manipulationen (der arme Körper hat dann auch zu aller Arbeit hin noch die gekneteten und gebürsteten Muskeln und die ebenso bearbeitete Haut in Ordnung zu bringen) die besten Wirkungen tut, wenn es nur richtig angewendet wird. Den Frottierdienst versieht bei mir den ganzen Tag und die ganze Nacht hindurch das grobe Linnen- oder Reistenhemd, welches ich hiermit wärmstens empfehle.

Der Name Mineralbad schon deutet eine strenge Wirkung an. All diese Wasser, heißen sie, wie, und fließen sie, wo sie wollen, enthalten mehr oder weniger, gelindere oder schärfere Salze. Solche Salzwasser, von außen nach innen angewendet, kommen mir vor – man verzeihe den Ausdruck – wie der Fegwisch und der körnige Sand, welche ich zum Putzen, zum Reinigen des Silbers oder noch edleren Metalls anwenden wollte. Silber und Gold sind zart und fein. Sind das die inneren Organe weniger? Ein Hauch trübt das Silber, rauhe Putzmittel verletzen, verwunden es. Es wird bei solcher Bearbeitung wohl blank; Fegwisch und Sand nehmen den Staub und Schmutz gründlich weg. Ja, nur allzu gründlich, und lange wird das Silberzeug solche Behandlung, besser gesagt Mißhandlung, nicht aushalten. Die Anwendung brauche ich nicht zu machen, auch nicht lang und breit zu erklären, an welch empfindsamem, weichem, überaus edlem Metall solche Wasser ihre Reinigungskraft vornehmen.

Und was sagt denn die Erfahrung zu dieser Behauptung?

In großen Badestädten trägt man vielfach die Heimgegangenen nicht am Tag, sondern in der Nacht, nicht mit Gesang und Musik, sondern in aller Stille, um die Lebenden nicht unangenehm zu berühren und zu inkommodieren, auf den Friedhof zur letzten Ruhestätte. Aber man trägt manche, ziemlich viele hinaus. Es stirbt jährlich eine ziemlich große Anzahl Menschen in den verschiedensten Bädern. »Der oder die war in dem und dem Jahre das erste Mal hier«, heißt es; »es ist ihm, ihr vortrefflich bekommen.« – »Das alte Leiden kam wieder, und er, sie ging wieder hin.« – »In dem und dem Jahr war er das zweite Mal dort«, sagen die Angehörigen, »aber es bekam ihm weniger gut. Das Übel kehrte in erhöhtem Grad zurück; er ließ es sich nicht nehmen und reiste ein drittes Mal hin. Er kehrte sichtlich gekräftigt zurück, er schien prächtig kuriert zu sein. Aber er kehrte nur zurück, um daheim zu sterben.« Manchem erspart der frühe Tod an Ort und Stelle noch die Reisekosten. Diese Geschichte und ähnliche andere habe ich zu unzähligen Malen erzählen hören.

Wer der Zerstreuung und Gesellschaft wegen und rein zu äußerlichem Gebrauch derlei Orte besucht, hat Obiges nicht zu fürchten; er hat nur mit seinem Geldbeutel zu rechnen, der vor allem anderen in die erbarmungsloseste Kur genommen, am gründlichsten ausgepumpt wird.[1]

Auch gewöhnliche, selbst Bauersleute, denen der Kopf nicht mehr an der rechten, der demütigen Stelle steht, welche die besseren, studierten, gebildeten und fortgeschrittenen Menschen nachahmen, nachäffen wollen, besuchen zwar keine Badeanstalt – daran verhindert sie zum Glück der Herr Habenichts in der Hosen- und Westentasche –, aber sie fangen allerlei verkehrte Sachen an.

Zu mir kam einst ein Bauer und sagte: »So, jetzt habe ich das beste Mittel zur Reinigung des Körpers gefunden; es ist eine Art von Heilwasser, und ich nehme dasselbe öfters.« »Worin besteht es denn?« fragte ich ihn. Nach einigem Zögern gestand er, daß er einen Löffel Salz in Wasser auflöse und das Salzwasser nüchtern trinke; das putze sauber aus, und es sei ihm lieber (natürlich dem aufgeklärten, aber geldschwindsüchtigen Springinsfeld!) als das beste Mineralwasser. Ich warnte den Bauern, aber er ließ sich von seiner von ihm selbst erfundenen Kur nicht abbringen. Er trank noch eine Zeitlang fort; dann aber bekam er Magen- und Verdauungsbeschwerden, Blutarmut und starb, erschöpft und entkräftet und ausgefegt, in den besten Mannesjahren.

[1] Manches amüsante (heitere), auch manches recht traurige Stückchen aus so einem Badeleben ließe sich hier anfügen. Doch ich denke, besser ist schweigen als reden, wenn diese Geschichten auch recht viele gute Lehren enthielten. Möglich, daß ich später einmal damit dienen kann.

Also immer hübsch bescheiden und vernünftig bleiben und niemals einen Reichen und Vornehmen, dem scheinbar Besseres geboten wird und zu Gebote steht, beneiden! Das wäre unchristlich und töricht.

Auch solche sollst du nicht schief ansehen, die wegen Kränklichkeit und Anlage zur Schwindsucht usw. sogenannte klimatische oder Luftkurorte besuchen können, die nach Meran gehen oder nach Südfrankreich oder nach Italien oder gar nach Afrika. Ich denke mir immer: Für den Fisch ist der beste Ort das Wasser, für den Vogel das herrlichste Heim die frische Luft und die freie Natur; für mich das zuträglichste, das günstigste Klima der Ort, an dem, die Gegend, in der Gottes Schöpferhand mich gebildet hat. Will die Luft mir zu rauh werden, nun, dann suche ich mich abzuhärten; auch in Krankheiten wird mir das heimatliche Wasser so gute Dienste tun wie jenes, das in fremden Landen fließt. Soll ich sterben nach Gottes Willen, gut, einmal muß es doch sein, und die heimatliche Erde, sagt man, deckt leichter; in ihr ruht es sich besser und friedlicher.

Welches sind denn die jährlich von neuem approbierten Erfahrungen auch über solche mild oder hoch gelegene Luft-Badestätten?

Ich stelle nur die zwei Fragen: Wie viele von denen, die wirklich krank dahin flüchten, sind geheilt heimgekehrt? Ferner: Wie viele sind für immer besonders in den wärmeren Kurorten geblieben und dort begraben worden!

So bleibe im Lande, nähre dich redlich und wasche dich täglich!

Teilbäder

Ich fasse die folgenden Bäder unter dem Namen Teilbäder zusammen, einmal, weil sie einzelne Körperteile betreffen, vorzüglich aber, um dieser Kleinigkeiten wegen nicht noch weitere größere Abschnitte machen zu müssen.

1. Das Hand- und Armbad

Der Name besagt genug, bezüglich der Anwendung genüge die eine Bemerkung:

Es hat z.B. jemand einen bösen Finger. Ich wirke nicht allein auf den Finger, sondern auch auf die Hand, auf den Arm, auf den ganzen Körper. Der böse Finger ist nur eine böse Frucht des bösen Zweiges, des bösen Astes, des bösen Stammes. Ist der Stamm in Ordnung, liefert er genügenden und guten Saft, so muß auch die Frucht eine gute werden.

Die Anwendungen resp. die Verbesserungen der Zweige und Äste, d.i. der Hand und des Armes, geschehen neben den Wickeln durch die Hand- und Armbäder.

2. Das Kopfbad[1]

Zu den wichtigsten Teilbädern zählt das Kopfbad. Dasselbe kann, kalt oder warm, am besten in folgender Weise genommen werden:

Man stellt ein Gefäß mit Wasser auf einen Stuhl und hält den

[1] Wiederholt steht sonst an verschiedenen Stellen, daß der Kopf nicht naß werden solle. Der Hauptgrund liegt darin, daß Landleute insbesondere mit dem notwendigen Abtrocknen es nicht genau nehmen und so sich leicht ein Übel zuziehen. Im übrigen zählt gerade der besonders bei Männern jeder Witterung ausgesetzte Kopf zu den abgehärtetsten Teilen.

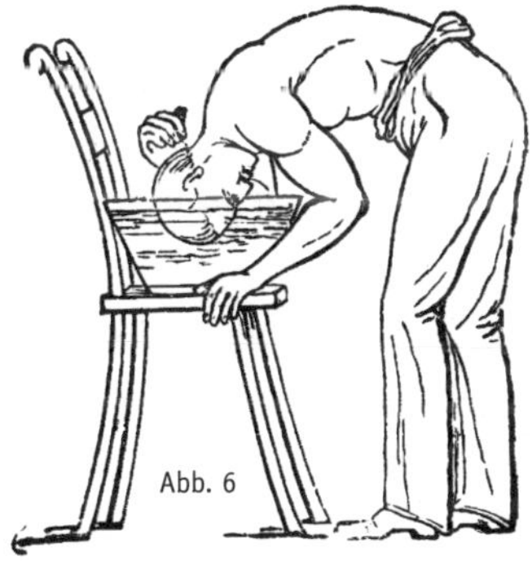
Abb. 6

Oberkopf (Abb. 6), den eigentlichen Haarboden, ins kalte Wasser ungefähr eine Minute, ins warme 5–7 Minuten. Soweit das Wasser am Hinterkopf die Haare nicht berührt, kann mit Aufgießen durch die hohle Hand nachgeholfen, d.h., es können die trocken gebliebenen Haare gleichfalls benetzt werden.

Nach dem Bad soll man die Haare sorgfältig abtrocknen. Ja, immer, sei es, daß sie durch Guß oder Dampf naß werden, und ich rate große Vorsicht und Genauigkeit an, da bei Vernachlässigung leicht schwere Kopfleiden, wie Kopfrheumatismus u.a., die Folge sein könnten. Nach der Abtrocknung bleibe man im Zimmer oder setze eine die ganze nasse Haarfläche bedeckende Mütze auf, bis Kopfhaut und Haare vollständig trocken sind.

Viele wenden ein kürzeres Verfahren im Kopfbade an, besonders junge Leute vom Lande. Sie tauchen ihren Kopf öfters unter im Brunnentrog wie die Enten im Teich oder halten den Kopf unter die Röhre. Es tut ihnen wohl so. Ganz recht! Sie sollen es nur nicht zu arg (zu lange und zu oft) treiben und die Regeln des Abtrocknens gut merken.

Gut ist das kalte Kopfbad dem, der kurzgeschnittenes Haar hat. Bei langem Haar[1] dringt das Wasser schwerer durch auf die Haut – was der eigentliche Zweck des Bades ist –, und die Trocknung schreitet langsamer voran. Solchen rate ich stets das warme Kopfbad an wegen seiner längeren Dauer.

Die Kopfbäder verordne ich zuweilen gegen Kopfleiden – dann sind es immer kalte und kurze –, meistens jedoch solchen Per-

[1] Kurze Haare haben für die Gesundheit, z.B. bei Anlage zu Kopfleiden, auch bezüglich der Kopfhautpflege, große Vorteile. Langes Haar ist ein schöner Schmuck, eine schöne Beigabe des Schöpfers; aber sie sollen recht gut gepflegt, reinlich gehalten und Haarbürste und Kamm nicht geschont werden. Die Nachteile kennt jede Hausmutter.

sonen, bei denen der Haarboden insbesondere der Tummelplatz aller möglichen Geschwüre und Geschwürchen, flechtenartiger, trockener Ausschläge, eine förmliche Fundgrube von Schuppen und Staub und gar noch von anderem ist, was freilich eher und besser die Nacht als der Tag, nur nicht das Haar bedecken sollte. Mitunter bekommen diese auch warme Kopfbäder von längerer Dauer, abschließend mit kalter Übergießung oder kalter Abwaschung.

Ich mache auf diese Kopfbäder wohl aufmerksam. Wenn auf dem Lande im kleinen Häuschen und im noch kleineren Stübchen den ganzen Winter hindurch die ohnedies kleinen Seh- und Luftlöcher, Fenster genannt, niemals geöffnet werden, so entsteht zuletzt eine Luft, die man förmlich schneiden kann und die jeden eintretenden Fremden mit Wucht zurückschlägt.

Und wenn in einer Stube nie gereinigt, nie aufgewaschen wird, wie muß dann zuletzt der Boden aussehen?

Kann es dem armen Haarboden anders gehen, wenn die langen Haare oder die zwei- oder dreifachen Kopfumhüllungen das halbe Jahr hindurch keinen Lufthauch und keinen Sonnenstrahl hineindringen lassen auf die ohnedies im Verborgenen lebende Kopfhaut? Und wenn da nie ein Wasser oder eine Lauge gründlich, recht gründlich ihre Arbeit tut, wie mag es zuletzt aussehen?

Auch da kann sich ein Morast von Krusten usw. bilden, eine Fäulnis, und manche Mutter weiß zu erzählen, was solche Fäulnis zeitigt.

Leider ist nur zu wahr: Die Kopfpflege wird vielfach sehr vernachlässigt. Man wäscht jahraus, jahrein jeden Morgen sein Gesicht und meint, damit sei es abgetan. Damit ist es noch lange nicht abgetan. Ich empfehle die Kopfpflege im Interesse der notwendigen Reinlichkeit, dann der Gesundheit der Jungen wie der Erwachsenen; in erster Linie soll sie den Müttern empfohlen sein.

3. Das Augenbad

ist kalt oder warm zu nehmen. Man bereitet es in beiden Fällen seinen Augen folgendermaßen: Man taucht das Gesicht in das kalte Wasser ein, öffnet die Augen und läßt diese ¼ Minute gleichsam baden. Dann erhebt man sich, setzt ungefähr ¼–½ Minute aus und taucht Stirne und Augen von neuem ein. Die Wiederholung kann geschehen 4–5mal. Das warme (24–26 °R) Augenbad soll stets mit kalt abschließen, sei es, daß man das letzte Bad kalt nimmt oder daß man zum Schlusse die Augen mit frischem Wasser abwäscht. Desgleichen sei das Badewasser nicht warmes Wasser allein, sondern wieder Kräuterwasser. ½ Löffel gemahlener Fenchel oder Absud von Augentrost haben mir stets gute Dienste geleistet.

a) Das kalte Augenbad wirkt vortrefflich bei gesunden, aber schwachen Augen. Es stärkt und erfrischt den ganzen Sehapparat in seinen inneren und äußeren Bestandteilen.

b) Das warme Augenbad (lauwarm) wird verwendet, um Geschwülste am äußeren Auge aufzuweichen und ungesunde, dicke, eiternde Flüssigkeit in dem inneren Auge zu lösen und auszuziehen.

Dämpfe

Wie unsere sämtlichen Wasseranwendungen, so wirken auch die Dämpfe in der gelindesten Form und deshalb durchaus ungefährlich und unschädlich. Gleichwohl erheischt die Anwendung der Wasserdämpfe große Vorsicht. Was den Kranken, der richtig und nach Vorschrift anwendet, gesund macht, kann bei Nachlässigkeit und Sichgehenlassen einen Gesunden krank machen. Wer z.B. unmittelbar nach einem Dampfbad ohne vorhergehende Abkühlung ins Freie, an die kühle Luft tritt, kann nicht nur krank, er kann tödlich krank werden. Die Anwendung ist daran so unschuldig wie ein neugeborenes Kind. Diese erste Bemerkung soll zur Vorsicht, nicht zur Ängstlichkeit ermahnen. Ich wiederhole, daß bei richtigem Gebrauch niemals eine, selbst nicht die leiseste Gefahr zu befürchten ist.

Sind Dämpfe zur Heilung überhaupt notwendig? Wenn eine Hausfrau ihre Wäsche reinigt, so gebraucht sie warmes und kaltes Wasser. Das warme Wasser soll das zu Entfernende auflösen, das kalte Wasser soll das Gelöste wegschwemmen. Ein ähnlicher Prozeß (Vorgang) vollzieht sich beim Heilverfahren. Auch bei Krankheiten muß verschiedenes, wie Blutanstauungen, verdorbene Säfte usw., auf- und ausgelöst werden. Das geschieht durch die Wärme. Sodann muß der Körper gekräftigt und widerstandsfähig gemacht werden. Das geschieht durch die Kälte.

Jeder Körper muß demnach ein gewisses Quantum, ein gewisses Maß von Wärme haben, wenn seine Arbeit vonstatten gehen soll.

Der gesunde Körper besitzt in sich Naturwärme genug, er braucht keine Zutat.

Jeder kränkelnde Körper fühlt sehr bald den Abgang, das Fehlen der notwendigen inneren Wärme; dieselbe muß auf irgendeine Art ersetzt werden. Bei vielen Patienten genügen die Wicklungen und Umschläge; bei andern tun die Dämpfe, diese künstliche Zufuhr, ich möchte sagen Einpressung der Wärme, bessere Dienste.

Worin besteht das richtige Dampfverfahren?

Diese Frage zu beantworten ist nicht leicht. Ich teile lediglich meine Erfahrungen mit und gestehe gleich am Anfang, daß ich dieses Verfahren öfters änderte.

Anfangs schloß ich mich der allgemeinen Praxis an, welche ganze Dampfbäder vorzog, und diese befolgte ich dreizehn Jahre lang. Da ich indessen im Verlauf dieser Jahre die erwarteten Wirkungen nicht sah, änderte ich daran. Innerhalb dreier Jahre geschah dies sogar dreimal, bis ich endlich die jetzige, überaus gelinde, alles

Schroffe sorgfältig vermeidende Art, den Dampf nicht gleichzeitig auf den ganzen Körper, sondern nur auf Teile desselben einwirken zu lassen, als die vortrefflichste und vorteilhafteste anerkannte und nun schon seit vielen Jahren mit dem besten Erfolg praktiziere.

Doch ich muß hier etwas weiter ausholen.

Vor ungefähr dreißig Jahren kamen auch bei uns in Süddeutschland die russischen Dampfbäder in Übung. Da viele Familien nicht imstande waren, diese damals nur Großstädten eigenen Gesundheitsbäder zu gebrauchen, so erfand man, wie ich mir die Sache erkläre und denke, als Ersatz dafür den bekannten Schwitzkasten, der ähnliche Schweißtreibungsdienste leisten sollte.

Auch ich ließ mir einen solchen Schwitzkasten fabrizieren, d.i. einen Kasten mit einer schließbaren Eingangstür und einer Öffnung dem Himmel zu, durch welche man bequem den Kopf stekken konnte. Die Zufuhr des Dampfes geschah von außen; der Patient oder Schwitzlustige saß oder stand im Inneren des Kastens und betrachtete mit stiller Resignation (Ergebung in sein Schicksal) das vor ihm angebrachte Thermometer. Ein trockenes Tuch umhüllte den Hals, um das Entweichen des Dampfes zu verhindern; nasse Kompressen oder Umschläge bedeckten den Kopf, um ihn, während der ganze Körper schon nach 10–15 Minuten in größtem Schweiße war, kühl zu erhalten. Das Dampfbad beschloß ein Vollguß (eine Gießkanne Wasser) oder ein Vollbad. Sooft größere Schweiße erwünscht waren, ließ ich zweimal, je 15 Minuten lang, in dem Kasten Aufenthalt nehmen mit jedesmaliger rascher, eine halbe Minute währender Abwaschung.

Die Art und Weise der Bereitung dieser Ganzdampfbäder schien mir unübertrefflich; mir war nur unbegreiflich, daß die Erfolge nicht ebenfalls vorzügliche waren. Zur Winterzeit insbesondere hatte die Sache große Schwierigkeiten. Innerhalb weniger Minuten brachte der heißeste Dampf, welcher den ganzen Körper gleichmäßig einhüllte, von allen Seiten ihn gleich heftig angriff, auch den ganzen Körper in starken Schweiß und damit in große

Empfindsamkeit der Kälte gegenüber. Mir wenigstens war es stets sehr schwer, nach dem Bad die ganze Hautfläche gegen die frische, kalte Winterluft so zu schützen, daß nicht irgendein Fleck der Haut Schaden gelitten und längere Zeit Beschwerden, zuweilen heftige Schmerzen bereitet hätte.

Ich probierte viel, wie diesem Übelstand abzuhelfen sei, und dachte noch mehr darüber nach.

Da führte mich gerade zur Winterzeit einmal der Weg nach München; ich litt an ziemlich heftigem Katarrh. Der Zufall spielte mir ein Blatt in die Hand, welches auf der letzten Seite die ans Wunderbare grenzenden Wirkungen der russischen Dampfbäder in einem überschwenglichen Lobeshymnus pries. Unter anderem hieß es: Man probiere es nur; ein einziges Dampfbad ist imstande, den heftigsten Katarrh zu heilen. »Das muß ich doch mal sehen«, dachte ich und – gedacht, getan. Ich suchte die Anstalt auf, nahm ein solches Bad, und in der Tat, ich fühlte nach der allerdings russischen Dampfkur keine Spur mehr von meinem Katarrh. Aber nur langsam! Kaum waren 5–6 Stunden verflossen, da saß im ganzen Körper ein neuer Katarrh, doppelt so heftig als der alte, den ich im russischen Bade zurückgelassen.

»Ah so!« dachte ich und sagte mir leise ins Ohr: »Diese Art, Dampfbäder zu nehmen, kann nicht die richtige sein. Ich sehe ganz ab von mir selbst; wie aber soll ein Geschwächter, ein Kranker, vollends ein Schwerkranker etwas anwenden, was selbst einen kräftigen, gesunden Mann erschaudern macht? Fürwahr, ein solcher muß anders bedient werden.«

All die weiteren Forschungen und Versuche brachten mich zu der Überzeugung, daß derselbe Grundsatz, welcher für sämtliche Wasseranwendungen gilt, auch bei den Dämpfen Geltung hat, daß nämlich die gelindeste Anwendung auch stets die beste ist. Die gelindeste Anwendung nenne ich die einfachste und die den Körper am meisten schonende. Niemals werde ich (z.B. zur Vermehrung der Naturwärme) irgendeinen Dampf gebrauchen, wo eine kleine Wasseranwendung, ein Guß oder ein Halbbad ausreicht; niemals werde ich den ganzen Körper durch ein Ganzdampfbad quälen und ausmergeln in Fällen, in denen Dämpfe auf einzelne Körperteile genügen. *Ne quid nimis,* d.h., ich bleibe auch beim Dampfverfahren auf der goldenen Mittelstraße: nichts der Natur abzwingen wollen, sondern ihr an die Hand gehen, sie freundschaftlich stützen und durch kleine Hilfsmittel einladen, daß sie selbst und allein und freiwillig den Dienst tue.

Meine sämtlichen Dämpfe sind eigentlich nur Teildämpfe, d.h., sie berühren direkt nur Teile des Körpers; dennoch bleibt keiner derselben ohne Einwirkung auf den ganzen Körper. Gerade darin scheint mir der große Vorteil zu liegen. Die Dämpfe berühren oder, wenn man will, schwächen nur die leidende Körperstelle und lassen den übrigen gesunden Körper intakt, unberührt, ungeschwächt. Dieser behält seine volle Kraft und ruht, während der leidende, vom Dampf angegriffene Teil in voller Arbeit ist, unterdessen gleichsam eine Weile aus, um dem geschwächten Mitgenossen alsbald von seiner Kraft mitzuteilen.

Viele meiner Dampfanwendungen dienen lediglich dazu, den Wasseranwendungen vorzuarbeiten, dieselben, z.B. durch Steigerung der Körperwärme, zu ermöglichen, vielleicht wirksamer zu machen oder im Inneren des Körpers (z.B. durch Auflösung in Luftröhre und Lunge) den von außen tätigen Wasseranwendungen in die Hand zu arbeiten. Ganz selten nur kommt einer der Dämpfe für sich allein als abgeschlossene, ganze Anwendung vor.

Die notwendigen Vorsichtsmaßregeln bezüglich der Abkühlung, Bekleidung, Bewegung enthält die spezielle Beschreibung der einzelnen Dämpfe.

Noch muß ich warnen vor einer Täuschung. Sehr oft kommt es vor, daß einer der verschiedenen Dämpfe, insbesondere der Kopf- und Fußdampf, in besonderer Weise günstig wirkt. Sie machen, weil sie stark auflösen und ausscheiden, sehr leicht, ungemein behaglich, viele Patienten überaus froh und glücklich. Die Gefahr liegt nahe, daß sie das Gute mißbrauchen, den betreffenden Dampf zu häufig vornehmen und so unüberlegterweise ihrer Gesundheit großen Schaden zufügen. *Modus est in rebus!* Nur immer weise Maßhaltung sich zur Regel und Pflicht machen!

Zur Belehrung will ich einige besondere Fälle anführen.

Ein Rekonvaleszent nach Typhus oder einer anderen schweren Krankheit hat noch bedeutende Anstauungen am oder im Kopf oder anderswo. Dämpfe täten da treffliche Dienste. Ganz gewiß, aber sehr sparsame und leichtere Kopf- oder Fußdämpfe; denn wir haben es mit einem blut- und säftearmen Individuum zu tun. Um ein Zündhölzchen auszulöschen, brauche ich keinen Schmiedeblasebalg, der leise Atem reicht aus.

Dasselbe gilt von allen blutarmen Personen: Die wärmenden Dämpfe bereiten ihnen Wohlbehagen; zu viele Dämpfe aber wären ebenso viele Blut-, Wärme- und Lebenssauger.

Aber starke, korpulente Leute können sicherlich viele Dämpfe, vieles Schwitzen ertragen?

Diese sehr oft am allerwenigsten, aus dem einfachen Grunde, weil sie blutarm sind. Gerade bei solchen Individuen bin ich mit Dämpfen überaus sparsam und greife mit Vorliebe nach den Wickeln, um auf gute Transpiration (Ausdünstungen der Haut) hinzuwirken. Wo diese in Ordnung ist, ist Vielschwitzen nicht notwendig.

Ein Patient klagt über heftige Schmerzen in den Füßen. Er wünscht Fußdämpfe auf die ausgemergelten, spindeldürren Beine. Wie töricht, wollte man seinem Wunsche willfahren! Ein solcher in der Tat armer »Häuter«, wie die Tiroler bezeichnend sagen, hat nichts weiteres auszuschwitzen und herzugeben. Man appliziere ihm statt der Dämpfe Halbbäder und öftere Kniegüsse.

Die von mir angewendeten Dämpfe sind der Reihe nach folgende:

1. Der Kopfdampf

Die Anwendung des Kopfdampfes erheischt einige kleinere Vorbereitungen. Zu dessen Vornahme nämlich sind notwendig ein kleines Holzgefäß (Abb. 7), mehr tief als weit, mit Öhren, auf welche man bequem die Hände stützen kann, und einem gut abschließenden Deckel; sodann zwei Stühle und zum Zudecken des Behandelten eine größere Wolldecke. Von den Stühlen dient der eine höhere zum Sitzen, der zweite niedrigere als Untergestell des Holzgefäßes (Schaff, Schafferl, Kübel, Gelte).

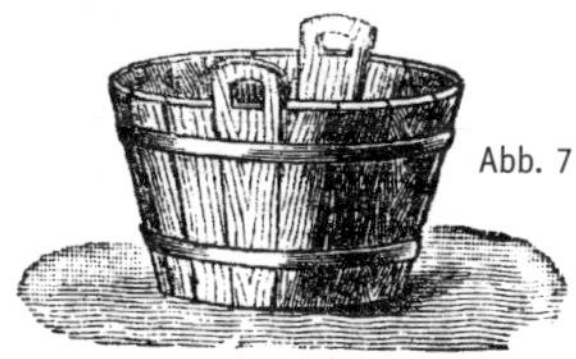

Abb. 7

Wenn all die genannten Gegenstände bereitstehen, wird das auf den niedrigeren Stuhl gestellte Holzgefäß bis zu Dreiviertteilen angefüllt mit strudelndem Wasser und mit dem Deckel und einem feuchten Tuch gut verschlossen, damit bis zum Gebrauch möglichst wenig Dampf entweiche. Der Patient hat den ganzen Oberkörper bis zu den Beinkleidern entblößt und über diese als abschließende Binde ein trockenes Tuch gelegt, um den niederrinnenden Schweiß aufzuhalten und das Naßwerden der Beinkleider zu verhindern. Er setzt sich auf den größeren Stuhl und stützt die flachen Hände auf die Öhren des Holzgefäßes, den Oberkörper über das Gefäß hinneigend (Abb. 8). Oberkörper und Gefäß werden sodann mit der großen Wolldecke locker, aber nach allen Seiten hin derart eingehüllt, daß auch nicht durch die kleinste Öffnung Dampf entweicht. Jetzt erst entfernt der Behandelnde, dem Behandelten gerade gegenüber befindlich und von unten her die Wolldecke etwas lüftend, in die Höhe hebend, den abschließenden

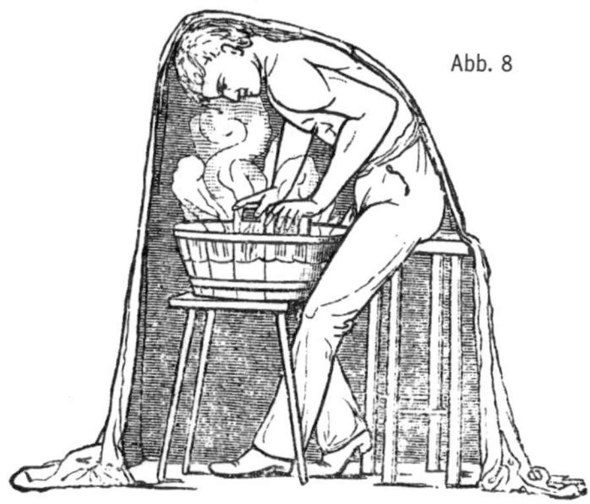

Abb. 8

Deckel mit dem angefeuchteten Tuch; der Dampf dringt ungehindert wie ein glühender Strom auf Kopf, Brust, Rücken, auf den ganzen Oberkörper ein und beginnt seine auflösende Arbeit.

Wer zur Aufsicht und Bedienung beigegeben ist, sorge wohl dafür, daß schwächere Patienten, denen der Rücken leicht weh tut, bequem sitzen, eine gute Stütze im Rücken haben usw. Dagegen achte er nicht auf Klagen und die verschiedensten Ausrufe wie: Ich halte es nicht länger aus, mich muß der Schlag treffen u.a.

Im ersten Augenblick mag mancher ob der ungewohnten Glühtemperatur erschrecken; doch bald hat er sich an das tropische, das heiße Klima gewöhnt und schnell einige kleinere Vorteile gefunden. Beim ersten Ansturm der hitzigen Wolken suche er eine mehr aufrechte Stellung einzunehmen, den Kopf zu heben, nach verschiedenen Richtungen zu wenden usw. Mit dem Angewöhnen und dem Nachlassen der Hitze kehrt der Oberkörper in die vorgeschriebene, gebückte Stellung zurück.

Zu befürchten hat man absolut nichts. Ich kenne nicht einen Fall, in welchem der Kopfdampf, genau nach Vorschrift angewendet, im geringsten geschadet hätte. Ich habe denselben den verschiedensten Personen in den verschiedensten Krankheiten appliziert und stets gute Erfolge erzielt. Schaden zugefügt haben nie die Dämpfe, wohl aber jene Selbstklugen sich selbst, welche ohne alle Vorsicht und Regel taten, wie es ihnen gut dünkte, nicht wie die Ordnung es vorschrieb. Eine Anwendung dauert 20–24 Minuten. Der Patient soll während der ganzen Dauer nicht nur willig mit seinem Kopf herhalten, er soll auch nach Vermögen Augen, Nase, Mund öffnen und den Dampf einströmen lassen, was und wieviel er nur ertragen kann.

Nach Umlauf der Zeit von 20–24 Minuten wird die Wolldecke entfernt und der ganze Oberkörper mit frischem Wasser kräftig abgewaschen. Der Patient macht sich zur Winterzeit im Zimmer, zur Sommerzeit im Freien Bewegung, bis die gehörige Trocknung und die normale Wärmetemperatur der Haut eingetreten ist.

Ich schulde an dieser Stelle noch einige wichtige und nicht zu übersehende Bemerkungen.

Der reine Wasserdampf wirkt auf manche Augen, ebenso beim Einatmen auf den Magen zuweilen nicht ganz günstig. Deshalb mische ich dem heißen Wasser stets Kräuter bei. Zunächst empfehle ich Fenchel, der sich vortrefflich bewährte. Ein Löffel gemahlener Fenchel reicht aus für eine Anwendung. Auch Kräuter von Salbei, Schafgarbe, Minze, Holunder, Spitzwegerich, Lindenblüten tun treffliche Dienste. Und wenn dir auch diese abgehen, so nimm eine Handvoll Brennesseln oder Heublumen und mische sie bei; das Kräutchen mag verachtet sein, sein Dienst ist dennoch gut.

Bei gewöhnlichen Menschen tut der Dampf bald seine Wirkung, den meisten derselben rinnen schon nach den ersten 5 Minuten die Schweißtropfen von der Stirn, nach 8–10 Minuten perlen sie hervor aus allen Poren.

Es gibt jedoch Patienten – es sind in der Regel blutarme Individuen mit wenig Naturwärme –, bei denen der Dampf nicht so leichte Arbeit hat. Man hilft nach, indem man im Herd ungefähr den sechsten Teil eines Ziegelsteines glühend macht und denselben ca. 10 Minuten nach Beginn der Anwendung in das Dampfbad bringt. Es braust gewaltig, und die Wolken steigen von neuem dichter und lebhafter auf.

Unmittelbar nach beendigtem Kopfdampf, der wie die folgende Abkühlung im Winter stets in erwärmten Räumen vorzunehmen ist, soll man es nie wagen, ins Freie zu gehen ohne vorherigen kalten Abguß, wodurch die durch den Dampf geöffneten Poren wieder geschlossen werden. Zur Winterzeit verbleibe man vor solchem Austritt ins Freie noch ungefähr eine halbe Stunde im gewärmten Zimmer, in demselben auf- und abgehend. Ohne diese Vorsicht könnte man sich leicht nicht nur einen Katarrh, sondern unter Umständen eine schwere, tödliche Krankheit zuziehen. Der genannte kalte Abguß ist auf mehrfache Weise möglich. Die einfachste Art, welche ich besonders bei schwächeren, fremder Hilfe bedürfenden Personen empfehle, besteht darin, daß man mit einem Handtuch und frischem Wasser den Patienten rasch abwäscht. Bei Kopfgeschwülsten, Ausschlägen am Kopf, Ohrenfließen, überhaupt bei Leiden, welche große Ausscheidungen aus dem Kopf verlangen, muß beim ersten und zweiten Kopfdampf diese Art des Abgusses, vielmehr Abwaschens stattfinden. Die Folgen des Versäumnisses, wie heftiges Ohrensausen usw., wären, wenn auch nicht gerade gefährlich, doch unangenehm. Bei den folgenden Anwendungen, nach bereits erfolgten größeren Ausscheidungen aus dem Kopf, kann die zweite Art des Abgusses, der eigentliche Abguß, an die Stelle der Waschung treten. In Form des Obergusses werden 1–2 Gießkannen kalten Wassers über die bedampften Stellen langsam gegossen, den Kopf, d.i. die Haare, ausgenommen; die Brust wird kräftig gewaschen. Das weitere Verhalten ist dasselbe wie nach den Güssen, d.i., nach sorgfältiger Abtrocknung des Gesichtes und der Haare zieht man, ohne den übrigen Körper abzutrocknen, rasch die Kleider an und gibt sich in Bewegung oder in Handarbeit bis zur völligen Trocknung und normalen Erwärmung des Körpers.

Wer nach dem Kopfdampf Gelegenheit hat, rasch ein kaltes Vollbad von höchstens einer Minute zu nehmen, macht seine Sache gleichfalls gut durch Benützung solcher Gelegenheit.

Die Wirkungen dieser Anwendung sind bedeutend; sie erstrekken sich auf die ganze Hautfläche des Oberkörpers, deren Poren sie öffnen, sodann auf das Innere des Körpers, indem sie in der Nase, in den Luftröhren, in der Lunge usw. auflösen und ausleiten. Bei Erkältungen durch Nässe oder raschen Temperaturwechsel, bei Kopfleiden, Ohrensausen, rheumatischen und krampfhaften Zuständen im Genick und auf den Schultern, bei Enge auf der Brust, bei noch nicht vorgerücktem Schleimfieber, lauter Begleiter und Begleiterinnen der verschiedenen Katarrhe, tut der Kopfdampf vorzügliche Dienste. Zwei Anwendungen innerhalb dreier Tage bringen in der Regel vollständige Heilung. Beginnende Katarrhe hebt gewöhnlich ein einziger Kopfdampf auf und aus, sie mögen sitzen, wo sie wollen.

Wer einen aufgedunsenen Kopf, einen unverhältnismäßig vollen Hals, angeschwollene Halsdrüsen hat, nehme wöchentlich zwei bis drei solcher Dämpfe. Bei Augenentzündungen, welche von Kälte, Erkältungen usw. herrühren, und bei Triefungen tue man ebenso. Der letztere Patient darf noch größeren Erfolg erhoffen, wenn er am Abend des Tages, an welchem er dem Kopf den Dampf gibt, seinen Füßen ein viertelstündiges warmes Fußbad mit Asche und Salz verabreicht.

Bei Kongestionen, selbst nach Schlaganfällen habe ich den Kopfdampf mit den günstigsten Erfolgen angewendet. Man läßt sich bei diesen freilich heiklen Fällen von der Meinung täuschen und beängstigen, als ziehe so ein Dampf noch vollends alles Blut in den Kopf. Die Furcht ist unbegründet. Indessen habe ich selbst die Praxis – und ich rate dieselbe in den genannten zwei Fällen einem jeden an –, die Anwendung stets auf 15–20 Minuten zu beschränken und dem Dampf auf den Kopf tunlichst bald einen Dampf auf die Füße folgen zu lassen.

Da der Kopfdampf stark auflösend wirkt und allzu reichliche Schweißbildung leicht allzusehr schwächen könnte, so darf diese Anwendung nicht zu oft vorgenommen werden. Als Regel soll gelten, daß man die Zahl zwei in der Woche nicht überschreite. In seltenen Fällen, in welchen ganz besondere Auflösungen und Ausscheidungen notwendig sind, kann eine Woche hindurch der Kopfdampf jeden zweiten Tag zur Anwendung kommen, jedoch mit verkürzter Dauer (Minimum [geringste Zeit] 15 Minuten, Maximum [längste Zeit] 20 Minuten).

2. Der Fußdampf

Die Arbeit, welche der Kopfdampf am Oberkörper vornimmt, leistet der Fußdampf dem Unterkörper, in erster Linie den Füßen. Die Anwendung geschieht folgendermaßen:

Abb. 9

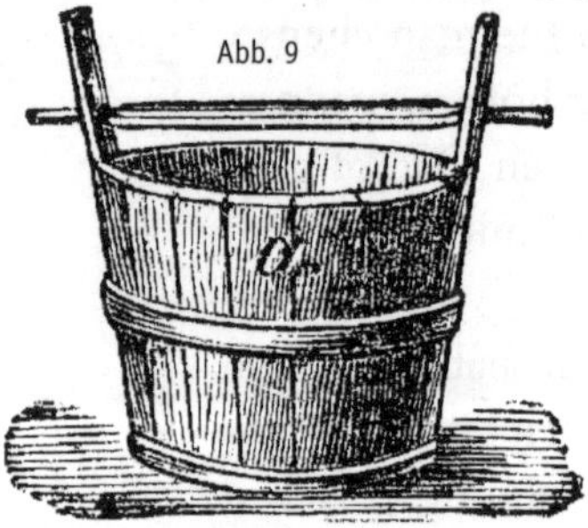

Abb. 10

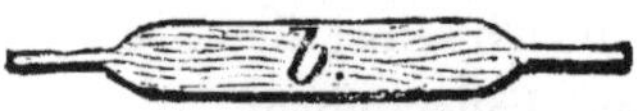

Über den zum Sitzen bereitgehaltenen Stuhl wird der Länge nach eine ziemlich breite und dichte Wolldecke ausgebreitet. Darauf setzt sich der zu Behandelnde mit bekleidetem Oberkörper, mit entkleideten Füßen (Beinen). Vor ihn kommt wie zum Fußbad das mit heißem Wasser etwas über die Hälfte gefüllte Holzgefäß zu stehen. Es ist das auch zum Kopfdampf benützte Gefäß (a, Abb. 9). Auf dem oberen Rande desselben, zu beiden Seiten der Öhren, liegen zwei schmale Holzstäbe, auf welche der zu Behandelnde die Füße bequem aufstellen kann. Man suche dieselben durch irgendeine kleine Vorrichtung zu befestigen, daß die Gefahr des Nachgebens und des Verbrühens der Füße den Patienten nicht ängstigt.[1] Hat dieser sodann seine Stellung eingenommen und steht das dampfende Wasser vor ihm, so wird die dichte Wolldecke derart um die Beine und das Holzgefäß gelegt, daß kein Dampf unbenützt verlorengeht und durch eine große Wollröhre das warme Element von unten nach oben, zu den Füßen, zu dem Unterleibe und weiter aufsteigt (Abb. 11).[2] Zu den

[1] Statt der beiden Holzstäbe genügt ein in der Mitte etwas zum Auflegen der Füße bereitetes Holzstück (b, Abb. 10), dessen Enden so bearbeitet und in den Öhren eingefügt werden, daß ein Drehen des Holzstückes und ein Ausgleiten der Füße unmöglich ist. Einfacher vielleicht stellt man in das mit heißem Wasser gefüllte Gefäß ein kleines, bis zum Rande desselben reichendes Fußschemelchen.

[2] Wer lange, fast bis zur Erde reichende Kleidung hat, umhülle damit das dampfende Holzgefäß. Dieses ist die einfachste und leichteste Art der Vornahme des Fußdampfes. Nur muß man sich nachher neu bekleiden.

Fußdämpfen benütze ich in der Regel leichtere, strudelnde Absude von Heublumen. Wie beim Kopfdampf, so kann ich bei dieser Anwendung den Dampf und damit die Wirkung steigern, indem ich nach 5 oder 10 Minuten das glühende Stück eines Ziegelsteines in das heiße Wasser sachte und vorsichtig einsenke. Man lasse die Steine ja nicht ins Wasser fallen; dieses müßte ein Spritzen und Brandwunden absetzen. Die Zahl der glühenden Ziegelstücke sowie die Dauer des Fußdampfes richten sich genau nach dem höheren oder geringeren Grad der Wirkung, welche man erzielen will. Oft soll lediglich der untere Teil der Füße in Schweiß gebracht werden, wie z.B. bei Fußschwitzern; manchmal aber sucht man die ganzen Füße, die Schenkel inbegriffen, öfters den ganzen Unterleib, zuweilen den ganzen Körper durch einen Fußdampf in Schweiß zu bringen. Viele habe ich gesehen, denen bei dieser höchst einfachen und primitiven Anwendung der Schweiß von der Stirn rann wie bei der forciertesten (angestrengtesten) Schwitztour unter 2–3 Federbetten. Bei den leichtesten Anwendungen wird ein glühendes Ziegelstück und eine Zeitdauer von 15–20 Minuten genügen; um die größte Wirkung eines eigentlichen Schwitzdampfbades zu erzielen, wird es notwendig werden, die glühende Masse alle 5–10 Minuten zu erneuern und die Anwendung bis zu 25 und 30 Minuten auszudehnen.

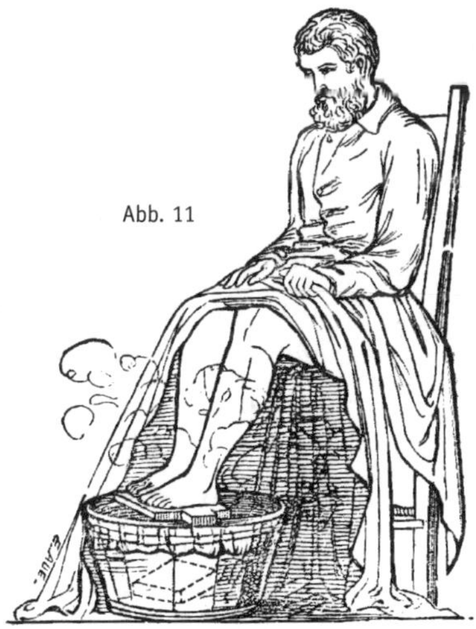
Abb. 11

Dem Dampfbad folgt stets die kalte Abkühlung, welche sich ganz richtet nach der Ausdehnung der schwitzenden oder in Schweiß gebadeten Stellen. Füßen, welche nur bis an die Knie schwitzen, genügt eine rasche kalte Abwaschung mit einem Linnentuch, kräftigeren Naturen ein Knieguß. Bei mitschwitzenden Schenkeln und

Unterleib reicht ein Halbbad aus. Ist der ganze Körper in Mitleidenschaft gezogen, so muß auch der ganze Körper entweder durch ein Halbbad mit Waschung des Oberkörpers oder durch ein Ganzbad oder durch eine Ganzwaschung abgekühlt werden. Die Regeln über die Vornahme dieser Anwendung lese man an den betreffenden Stellen (bei den Bädern und Waschungen), die Regeln über das Verhalten nach dem Fußdampf beim Kopfdampf nach. Sie gelten auch hier ohne allen Unterschied.

Die Anwendung des Fußdampfes geschieht vornehmlich bei den verschiedenartigsten Fußleiden, so bei starken übelriechenden Fußschweißen, wo es gilt, die faulen Säfte aufzulösen und auszuleiten; bei angeschwollenen Füßen, die auf Säfte und Blutstauungen schließen lassen; bei kalten Füßen, in denen die Transpiration auf null Grad steht und zu denen das Blut sozusagen den Weg nicht mehr findet. Diese Dämpfe wecken neue Tätigkeit und bringen frisches Leben, sind zuweilen auch nur notwendige vorbereitende Übungen, welche anderweitigen Wasseranwendungen die Wege ebnen und deren Erfolg sichern.

Wer an Nagelgeschwüren, eingewachsenen Nägeln usw. leidet, wer Blutvergiftung befürchten muß, z.B. wegen unglücklicher Behandlung von Hühneraugen, Ausreißen von Nagelwurzeln usw., lasse sich baldigst diesen Dampf bereiten.

Gesteigerte Anwendungen, welche mehr oder weniger auf den ganzen Körper wirken sollen, kommen vor bei krampfartigen, besonders durch Erkältung entstandenen Leiden des Unterleibes; bei Kopfleiden, deren Ursache auf Kongestionen, zu heftigen Blutandrang nach dem Kopf zurückzuführen ist.

Bei blutarmen Individuen, denen vor dem Beginn irgendeiner Kaltwasseranwendung mehr Wärme einzupumpen ist, haben mir leichtere Fußdämpfe sehr oft große Dienste erwiesen.

Als Regel bezüglich der Wiederholung dieser Anwendung gilt wie beim Kopfdampf, daß man damit recht sparsam sei. Einmal, zweimal in der Woche wird man öfters, dreimal nur selten lesen, letzteres nur bei Einzelfällen, welche stets diese Notiz ausdrücklich enthalten müssen.

Nur noch eine Bemerkung!

Oft schon sind mir Klagen zugekommen wegen der zu großen Umständlichkeit der von mir verordneten Dämpfe. Ich frage jeden Wohlmeinenden: Was ist einfacher, mein Fußdampf oder ein Schwitzbad nach soundso viel Tassen heißen Tees, nach soundso vielstündiger Tortur, unter soundso vielen Federbetten, ein Schwitzbad, welches selten, fast nie vorübergeht ohne die heftigsten Kopfschmerzen und anderes Weh!

3. Der Leibstuhldampf

Dieser Dampf tut seiner leichten Bereitung, bequemen Applizierung und überaus schuldlosen, d.i. ungefährlichen Wirkung wegen besonders in Krankheiten große Dienste. Selbst Schwerkranke, bei denen wegen Schwäche oft sehr schwer der erwünschte Schweiß zu erzielen ist, können auf diese Weise recht leicht zum Schwitzen gebracht werden.

In den irdenen oder blechernen Topf des Leibstuhles wird die strudelnde Mischung geschüttet. Der Patient setzt sich, die Bedienung sorgt, daß kein Wölkchen des wohltuenden Rauches unnütz entweicht. Rasch steigt der heiße Qualm zum Körper auf und erzeugt in Bälde schwächeren oder stärkeren Schweiß, der sich manchmal zu einem förmlichen Schwitzbade, d.h. zu einem allgemeinen Schwitzen des ganzen Körpers, steigert. Die Anwendung dauert 15–20 Minuten. Erscheint es notwendig, den Kranken in länger dauerndem Schwitzen zu erhalten, so bringt man (da das Sitzen beschwerlich und der Dampf vielleicht für längere Dauer nicht wirksam wäre) ihn zu Bette; es wird ohne jede besondere Auflage die Schweißkur, d.i. das Schwitzen, fortdauern. Nach dem Dampf soll eine Ganzwaschung, ein Halbbad mit Abwaschung des

Oberkörpers oder ein Vollbad je nach Können des Patienten die ganze Anwendung beschließen. Bei Schwerkranken wird stets die Ganzwaschung am leichtesten und ungefährlichsten vorgenommen werden können.

Die Wirkung des Leibstuhldampfes ist, wie von selbst einleuchtet, auflösender und ausleitender Natur. Die Ausscheidungen geschehen in Form und durch Abgang des Schweißes. Niemals benütze ich für diese Dämpfe das Wasser allein; stets mische ich Kräuter bei, und zwar wieder die bekannten Kräuter von Heublumen, von Haberstroh, vor allen anderen indessen von Zinnkraut.

Bei Nieren- und Steinleiden wende ich Dämpfe an von Haberstrohabsud;

bei krampfhaften oder rheumatischen Zuständen des Unterleibes, bei Blasengeschwüren, bei beginnender Wassersucht solche von Heublumenabsud.

Die auffallendsten und erstaunlichsten Erfolge habe ich erzielt mit Dämpfen von Zinnkrautabsud in all den höchst peinlichen Fällen, in welchen das Urinieren (Wassermachen) unmöglich wurde und in Folge dessen die entsetzlichsten, wahnsinnigsten Schmerzen den armen Patienten quälten und fast zur Verzweiflung brachten. Die meist durch Erkältung und Entzündung entstandenen krampfhaften Zustände der Blase wurden durch den heißen Zinnkrautdampf in verhältnismäßig kurzer Zeit behoben, und das Organ tat wie früher seine reinigenden Dienste.

4. Besondere Dämpfe auf einzelne kranke Stellen

Im Wechsel mit anderen Wasseranwendungen dienen in vielen Fällen die Dämpfe sehr gut bei Leiden an den Augen, in den Ohren, im Mund, an den Fingern, an der Hand, am Arm, an den Zehen, am Fuß usw. Einige Beispiele mögen dieses klarmachen.

Ein giftiges Insekt sticht in die Hand, in den Arm; das Glied schwillt an und schmerzt heftig, die Entzündung droht um sich zu greifen usw. Im Verein mit Hand- und Armwickeln werden Dämpfe auf die leidende Stelle bald Linderung der Schmerzen und Hilfe bringen. Zu dem Zweck hält man die Hand oder den Arm über ein Gefäß, welches das strudelnde, dampfende Wasser enthält.

Wegen irgendeiner durch Giftstoffe verunreinigten Wunde droht Blutvergiftung; es ist Gefahr im Verzug. Rasch soll ein auflösender und ausleitender Hand- oder Fußdampf bereitet werden.

Es wird jemand von einem wutverdächtigen Hund gebissen. Bevor ein Arzt und andere Hilfe zur Hand sind, kann rascher durch einen Dampf dem Gefährdeten wenigstens vorläufige Hilfe gebracht werden.

Heftige Krämpfe quälen ganz bestimmte Stellen an Händen und Füßen. Man säume nicht, sie bedampfen zu lassen.

Zu äußeren Anwendungen der genannten Arten verwende ich in der Regel Absude von Heublumen.

Für Augendämpfe dient sehr gut Absud von Fenchelpulver oder Augentrost oder Schafgarbe;

für Ohrendämpfe Absud von Taubnesseln oder Brennnesseln oder Schafgarbe;

für Verschleimungen im Halse Absud von Schafgarben oder Spitzwegerich oder Brennesseln.

Bezüglich der Anwendungszeit überschreite man 20 Minuten nie; die kürzeste Dauer umfaßt 10 Minuten.

Jene Dämpfe, welche zum Einatmen dienen, nach innen wirken oder die Augen und Ohren betreffen, sollen vorsichtigerweise niemals übermäßig warm oder gar heiß genommen werden.

Gießungen

Die bei mir zur Anwendung kommenden Gießungen (Güsse) sind folgende:

1. Der Knieguß

Die Füße werden bis über die Knie entblößt, die Beinkleider möglichst weit zurückgeschlagen und, um sie vor Nässe zu schützen, gegen die zu begießenden Stellen zu mit einem Tuch (Handtuch) bedeckt. Man setzt sich sodann auf einen Stuhl und stellt beide Füße ähnlich wie beim Fußbad in ein bereitstehendes Gefäß (Abb. 12). Wer sich aber stehend den Guß geben läßt, handelt nicht schlechter. Der Guß geschieht mit einer kleinen Gießkanne, am besten mit einer Treibhausgießkanne, die mit einer Hand leicht dirigiert wird. Die erste Kanne, die schneller und voller strahlend ausgegossen werde, benetzt beide Füße von den Zehen bis über die Knie. Die folgenden Kannen bespülen in schwachem Strahle, der bald höher, bald tiefer ausfällt, einzelne Fußstellen, besonders die Kniescheiben (in der Mitte, rechts und links davon) und die Waden in einer Art, daß das Wasser über die Beine ziemlich gleichmäßig hinunterläuft. Der Inhalt der letzten Kanne wird nicht gegossen, sondern aus der größeren Öffnung in zwei oder drei Malen über die Füße wie zur Abspülung hingeschüttet. Zu einem Kniegusse können 2–10 Gießkannen verwendet werden, wovon eine 13–15 Liter hält.

Abb. 12

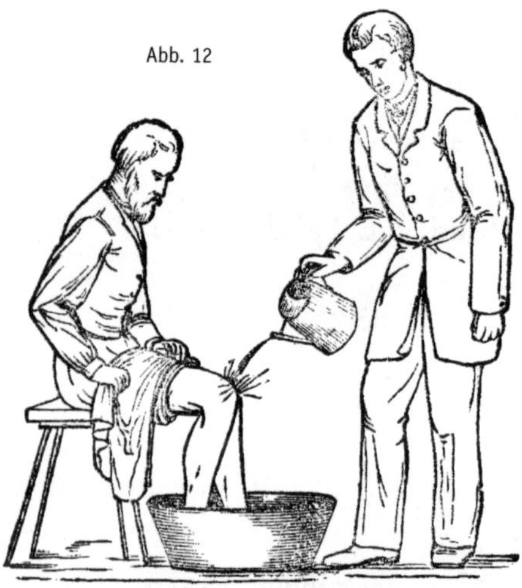

Kranke, Schwächlinge halten den Guß beim ersten Anprall sehr schwer aus. Kein Anfänger tut ganz leicht. Schon Männer, welche zuerst über das Bagatellverfahren witzelten, dann die elektrischen Schlägen gleichende und bis ins Innerste hinein erschütternde Wirkung verbeißen wollten, habe ich wie Espenlaub zittern und vor Schmerz weinen sehen. Es ist das der beste Beweis für die elektrisierende, auffrischende, stärkende Kraft dieses Gusses.

Rekonvaleszenten, blut- und säftearmen Personen – allen, deren Fußknochen nicht kernige Muskeln, sondern nur dünne, armselige Fleischmäntelchen tragen, rate ich die erste Zeit nie mehr als 2–3 Gießkannen; auch bei jedem Anfänger soll das erstemal die Zweizahl nicht überschritten werden. Sie können in den folgenden Tagen auf 4–6 und noch später auf 8–10 Kannen steigen. Nach 8–10 Kniegüssen ist jedes Schmerzgefühl verschwunden; mit Behagen, mit einem gewissen Sehnen erwartet man den nächsten Strahl, der in so kurzer Zeit die verweichlichten Füße so bedeutend gestärkt hat.

Der Knieguß kommt regelmäßig nur in Verbindung mit dem Oberguß vor. Man lese deshalb nur das vom Oberguß Gesagte. Jedoch ist dies nicht so gemeint und auch nicht so zu verstehen, daß nach dem Obergusse unmittelbar der Knieguß genommen werden müßte.

2. Der Schenkelguß

bildet die Fortsetzung des Kniegusses gegen den Unterleib zu, schließt jedoch als eigentlicher Schenkelguß dessen Begießung aus. Er besteht darin, daß außer den beim Knieguß begossenen Fußstellen die Schenkel (Abb. 13) mit in Behandlung gezogen werden. Die erste Kanne Wasser benetzt ziemlich rasch die ganze Länge der Beine von den Zehen bis zum Unterleib; die folgenden mögen nahezu gleichmäßig verteilt auf dieselben spülen. Patienten, welche

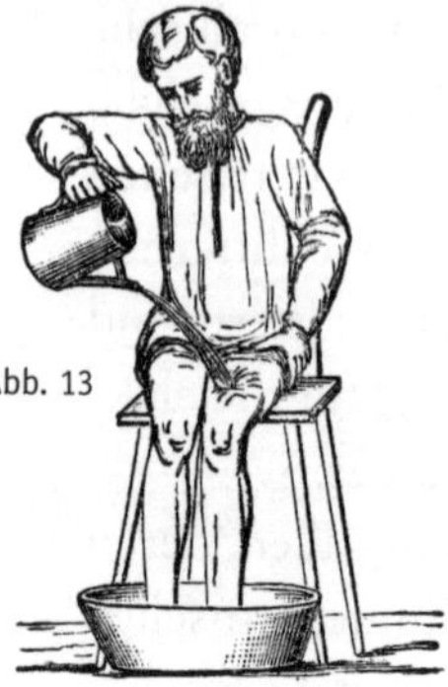

Abb. 13

noch das Stehvermögen haben, nehmen diesen Guß (und wohl jeden anderen) besser in stehender Haltung (Abb. 14); sie haben dabei den Vorteil, daß das aus der Kannenröhre ausfließende Wasser beim Hinablaufen Wade und Schienbein gleichmäßiger und gleichzeitiger benetzt; und gleichmäßiges und gleichzeitiges Übergießen zähle ich stets zu den guten Eigenschaften eines Gusses.

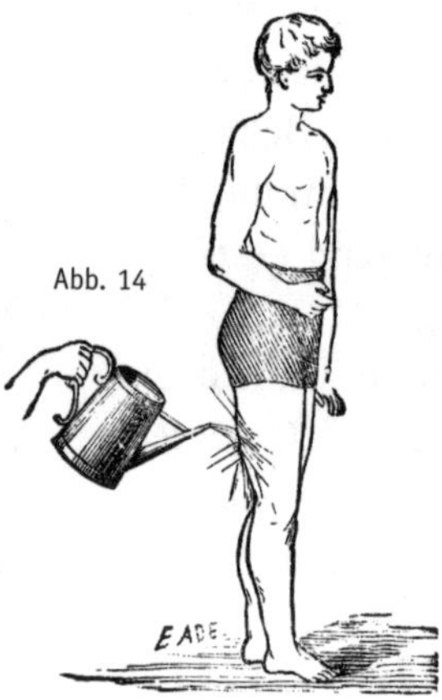

Abb. 14

Die Wirkung des Schenkelgusses ist die erhöhte Wirkung eines Kniegusses; daher könnte er jederzeit diesen letzteren vertreten und ersetzen. Als Vertreter aber geht es ihm wie den Ersatzmännern bei öffentlichen Ämtern: er kommt in meinem Wasseramte selten zur Verwendung. Er bildet die natürlichste Brücke, den natürlichsten Übergang vom Knieguß zum Unterguß, erhöhtem, verstärktem Schenkelguß, Schenkelguß im weiteren Sinne des Wortes. Sooft im folgenden und in allen meinen Schriften der Name Schenkelguß erscheint, habe ich (immer möchte ich sagen) den verstärkten Schenkelguß im Auge.

3. Unterguß

(erhöhter, verstärkter Schenkelguß) besteht darin, daß mit der ersten Gießkanne rückwärts unten am Fuß beginnend der Körper bis über die Hälfte benetzt wird und die folgenden drei bis vier, ja sechs Kannen Wassers gleichmäßig den ganzen Unterkörper (auch von vorne), vorzüglich aber Kreuz und Lendengegend gut bespülen. Weil er sich auf den ganzen Unterleib erstreckt, so ist sein

Name »Unterguß« auch gerechtfertigt. Am vorteilhaftesten wird er gleich dem Schenkelguß stehend genommen (Abb. 15).

Dieser Guß muß regelmäßig nach dem Fußdampf erfolgen, wenn nicht etwa das Halbbad oder das Knien in die Badewanne vorgezogen wird. Seine Wirkung ist um so stärker, je mehr Wasser dazu verwendet wird und je höher der Strahl auffällt. In der Regel soll derselbe nicht höher als etwa spannehoch fallen.

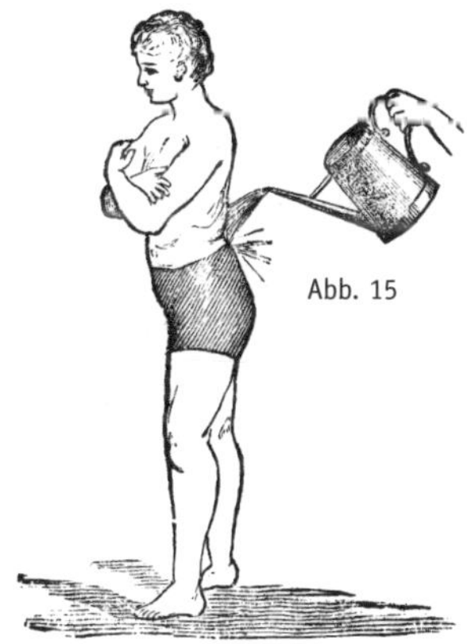

Abb. 15

4. Der Rückenguß

bildet die Fortsetzung des vorher beschriebenen Gusses nach oben in der Weise, daß mit der ersten Gießkanne voll Wasser die ganze Rückseite des zu Begießenden von der Ferse bis zum Nacken (Abb. 16) benetzt wird; der Inhalt weiterer 3–5 Kannen, dessen Strahl höher oder tiefer, stärker oder schwächer auffallen kann, wird vom Hals bis hinunter zum Steißbein einerseits und von dem linken bis zum rechten Schulterblatt andererseits gleichmäßig ausgegossen. Ziemlich reichlich wird dabei die Rückensäule bedacht, aber nicht überflüssig ist nebenbei die Bemerkung, daß bei sehr empfindsamen, erregbaren Personen, besonders anfangs, die Wirbelsäule selbst möglichst geschont werden möge. Rasches Abwaschen der Brust, des Unterleibs und der Arme soll den Rükkenguß stets begleiten oder beschließen. Ich sage begleiten oder beschließen: erstens kann dadurch bewerkstelligt werden, daß das

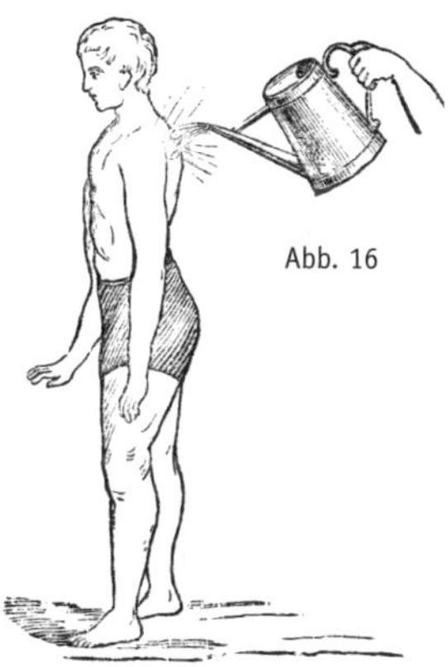

Abb. 16

Wasser, welches, während der Nacken begossen wird, nach vorne abfließt, zur Abwaschung verwendet wird; letzteres geschieht unmittelbar nach dem Guß, sooft ersteres unterlassen wurde. Bei den Beinen kann man das Abwaschen ersparen, indem man in stehender Körperhaltung den Guß nimmt, in welchem Fall das Wasser beim Ablaufen von oben eine volle Abspülung vornimmt.

Der Rückenguß wirkt besonders stärkend auf das Rückgrat ein und fördert den Blutumlauf günstiger und stärker als die vorigen Gußarten.

5. Der Ganz- oder Vollguß

erstreckt sich, wie der Name besagt, auf den ganzen Körper, vom Hals bis zu den Fußspitzen. Derselbe wird folgendermaßen erteilt:

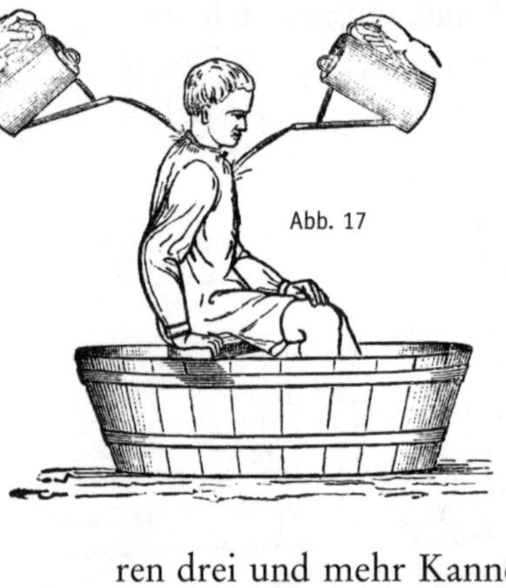

Abb. 17

Der Patient sitzt in der Badewanne oder in einem weiten Holz- oder Blechgefäß auf einem schmalen Brettchen, bekleidet mit Badehosen oder dem Badehemde (Abb. 17). Wer ihn kniend oder stehend nehmen will, trifft auch keine schlechte Wahl. Der Guß geschieht zum Teil von der Rückseite, zum Teil von der Vorderseite mit ungefähr 4 Gießkannen Wasser. Die erste Kanne netzt den ganzen Körper an. Die weiteren drei und mehr Kannen werden in der Art verwendet, daß der Strahl nach allen Körperteilen hinzielt, vorzüglich nach dem Rükkenmark und den Hauptnervengeflechten, also ins Genick und zu beiden Seiten desselben, sodann in die Magengegend (Magengrube, Sympathikus in der Magengegend).

Gesunden, besonders korpulenten Personen ist dieser Guß sehr zu empfehlen. Er härtet ab, steigert die Zirkulation des Blutes, kräftigt und hebt diese blutarmen und wasserscheuen Individuen aus ihrer übergroßen Empfindsamkeit und Empfindlichkeit heraus.

Wer sich kalt fühlt und wen fröstelt, der darf den Guß nicht nehmen, er stelle denn zuerst die richtige Naturwärme her, sei es durch Bewegung, sei es durch künstliche Nachhilfe, etwa den Fuß- oder Kopfdampf. Sonst aber kann er sommers und winters vorgenommen werden, im Winter selbstverständlich in einem gewärmten Lokal.

Bei Kränklichen und Schwächlichen darf, ja soll das Wasser etwas temperiert (»abgeschreckt«) werden und wenigstens die Temperatur haben, welche das Wasser in Badeanstalten zur Sommerzeit hat (15–18 °R).

Ich ziehe den Ganzguß vielfach dem Vollbade vor und verwende ihn statt desselben da, wo ich durch Aufgießen auf eine besonders leidende Stelle in nachhaltiger Weise einwirken will. Bei Rheumatismus geschieht dieses ziemlich oft.

Kranken, bei denen ich besonders starke Auflösungen und Ausleitungen erzielen möchte, gebe ich nach dem Vollguß noch folgende Anwendung. Das durch den Guß naßgewordene Hemd wird rasch so ausgewunden, daß es nicht mehr träufelt, und dann als Wickel benützt (siehe Wicklungen), in welchem der Patient 1 bis 1½ Stunden bleibt. Andernfalls muß es selbstverständlich ausgezogen und durch trockene Wäsche ersetzt werden. Der Patient selbst macht sich Bewegung, bis er völlig warm und trocken ist.

Hier nur eine flüchtige Bemerkung. Die an manchen Orten üblichen, hoch und deshalb sehr stark auffallenden Güsse und heftigen Duschen habe und billige ich nicht. Ich sehe absolut nicht ein, was so gewaltige Wasserschläge bei Gesunden und erst bei Kranken erzielen sollen. Zum Waschen des Körpers braucht man keine Feuerspritze; wem würde solches einfallen?

Zum Begießen sind diese förmlichen Wasserstürme nicht notwendig; denn entweder ist die Krankheit heilbar und so durch geringere Anwendung ihr beizukommen, oder sie ist nicht heilbar; dann würde diese schroffe Behandlung auch nichts nützen, eher schaden.

6. Der Oberguß

ist das Gegenstück zum Unterguß. Der zu Behandelnde entkleidet sich bis auf die Beinkleider. Das Einfließen des Wassers in letztere hindert ein übergelegtes, abschließendes Tuch. Das Gefäß, in welches das Wasser abfließt, kann statt auf der Erde auf einem Stühlchen stehen. Das Bücken wird stärkeren Personen dadurch leichter gemacht; auch der Kopf wird geschont, d.i. durch dessen mehr gehobene Haltung der Blutandrang zu demselben gemindert. Der Patient stützt beide Hände auf den Boden des Gefäßes, so daß der Oberkörper eine horizontale Lage annimmt und das Wasser beim Gießen ins Gefäß abfließt (Abb. 18).

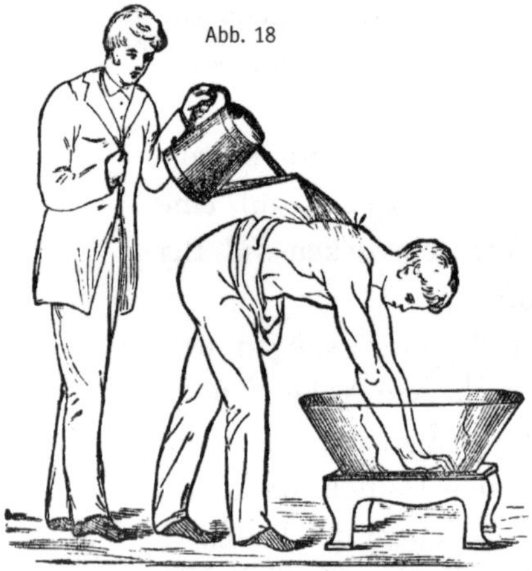

Abb. 18

Die erste Kanne verbreitet sich, ausgehend vom rechten Arm und der rechten Schulter, über den ganzen Rücken bis zur linken Schulter und den linken Oberarm (a) (Abb. 19). Sie dient in erster Linie zur Anfeuchtung der ganzen Gußstelle. Die zweite (b), ebenso die dritte Kanne (c) bewegen sich hauptsächlich über das große sympathische Nervengeflecht zu beiden Seiten des 7. Halswirbels, sodann über den ganzen Rücken und das Rückgrat, stets abschließend mit einem der beiden Oberarme. Die ganze Gußstelle soll drei- bis viermal gleichmäßig übergossen werden, der Begossene gleichsam drei Wasserauflagen bekommen, welche über den Oberkörper, über die Brust in das

Gefäß abfließen. Wer aber nicht geübter, erprobter Begießer ist, dem gebe ich den guten Rat, einfach so zu gießen, daß das Wasser auf den Rücken des zu Begießenden recht gleichmäßig verteilt wird, so daß dasselbe eine förmliche Decke bildet und der Rücken wie etwa mit einem Tuche überlegt erscheint. Der Kopf werde möglichst geschont, der Hals dagegen tüchtig begossen. Wer lange Haare hat, dessen Kopf greife ich gar nicht an; wer kurze Haare hat, den begieße ich zart und wenig. Bei nervösen Personen sei man achtsam, daß das Rückgrat oder auch nur eine Stelle desselben zu stark oder zu lange begossen werde. Der Strahl würde fast wie ein stechendes Messer empfunden und nicht ertragen werden, wenn auch durchaus keine Gefahr ist. Je nach Bedarf und Absicht läßt der Begießende den Strahl voller oder geteilter, höher oder tiefer, d.i. stärker oder schwächer auffallen. Zugleich habe er ein Ohr, ob der Patient über besondere Schmerzen an irgendeiner einzelnen Stelle klagt, und ein Auge, ob er vielleicht Symptome von Ausschlägen, Geschwüren, Blutanstauungen (blaue Flecken), Blutwülsten usw. gewahr wird.

Abb. 19

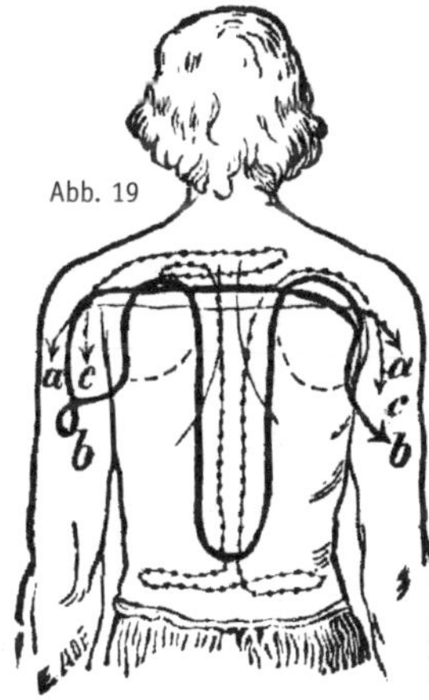

Je gleichmäßiger das Wasser über die begossenen Teile läuft, um so leichter ist der Guß auszuhalten und um so schneller tritt an allen Stellen gleichmäßige Wärme ein.

Es gibt Personen (darunter zählen insbesondere diejenigen, welche entweder schon stark beleibt sind oder zum Starkwerden Anlage haben), bei denen man lange auf Reaktion warten kann. Man sieht dieses daran, daß die Haut weiß, farblos bleibt wie vor dem Guß, nicht rot wie vom aufgescheuchten, geweckten, den begossenen Stellen zuströmenden Blut. Da helfe ich dadurch nach, daß ich nach der ersten Kanne den nassen Rücken leicht mit der Hand abwasche und durch diese kleine Reibung die Haut zur Tätigkeit reize. Beim dritten und vierten Guß schon ist in der Regel vollständige Reaktion vorhanden.

Bei schwächlichen Personen reicht zum Guß eine Kanne aus.

Anfänger traktiere man mit 1 oder 2, Fortgeschrittene mit 2 oder 3, Gesunde und Kräftige mit 5 bis 6 Kannen. Übertreiben soll man bei vorhandenem Wohlbehagen in keinem Fall.

Vor und nach dem Guß wasche man sich schnell die Brust, trockne nach demselben die Hände und das Gesicht, ziehe rasch, ohne sonst irgend abzutrocknen, die Kleider an und begebe sich in Bewegung oder an die Arbeit.

Der Oberguß ist (wenn nicht eine Abwaschung stattfindet) stets notwendig nach einem Kopfdampf.

Sonst kommt er regelmäßig vor in Verbindung mit dem Knieguß, und zwar in der Reihenfolge, daß zuerst er und nach vollständiger Bekleidung des Oberkörpers der Knieguß vorgenommen wird. Betont sei aber nochmals, daß eine Notwendigkeit nicht vorliegt, daß dem Oberguß der Knieguß folgen müsse.

Abb. 20

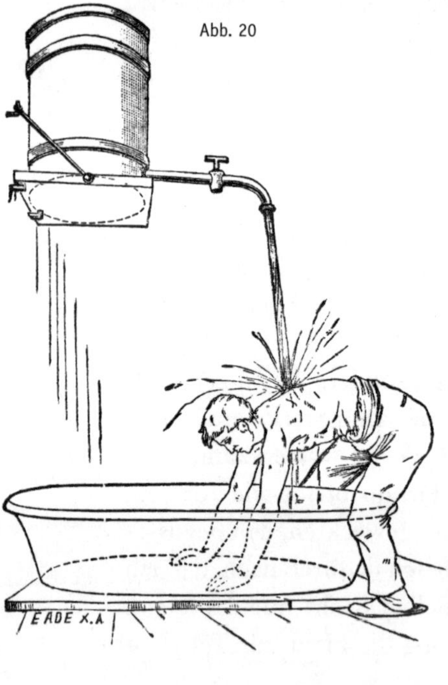

Beide Güsse zählen mit zu den Abhärtungsmitteln; sie wirken erwärmend (gleichmäßige Zirkulation des Blutes), stärkend, förmlich elektrisierend und können von Personen beiderlei Geschlechts ohne allen Nachteil angewendet werden.

Ich kenne solche, welche jeden Morgen beim Aufstehen sich selbst beide Güsse applizieren. Sie nehmen zuerst den Oberguß vor, indem sie durch geschickte Handhabung der kleinen Kanne sich das Wasser über den Rücken laufen lassen, noch besser, indem sie sich in der Waschküche oder in einem Badelokal den Wasserhahn klein drehen und den mäßigen Strahl auf den Rücken spielen (Abb. 20) lassen. Sie wandern unter dem Strahl einher, wie es ihnen selbst beliebt und wohltut. Hernach richten sie den Hahn oder die Kanne ebenso auf die Knie. In fünf Minuten ist alles vorüber und dem ganze Körper eine große Wohltat erwiesen.

Wer sich scheut, den Guß von einem anderen zu erbitten, und dazu selbst die Gewandtheit nicht besitzt, wasche sich den Oberkörper mit recht kaltem Wasser. Dann stelle er die bis über die Knie entblößten Füße in ein zum Teil mit Wasser gefülltes Gefäß, schöpfe mit was immer von dem Wasser und schütte dieses langsam über die Knie und den unteren Fuß. Selbst bei dieser primitiven Selbstverabreichung der beiden Güsse wird die Wirkung nicht fehlen.

7. Der Armguß

Wie die Beine bei Knie- und Schenkelguß für sich allein in Behandlung kommen, so kann es öfters auch sehr zweckdienlich sein, die Arme speziell zu begießen.

Der Guß beginnt vorne an den Händen und nimmt seinen Lauf hinauf bis gegen die Achseln; er wird stets beiderseits vorgenommen, und für gewöhnlich reicht eine Kanne zu 15 Liter für einen Arm aus. Bald wird dieser Guß verordnet und genommen als einfaches Abhärtungsmittel der Arme, bald ist er sehr nützlich zur Auflösung der Stauungen in denselben, bald um Entzündungen zu dämpfen und deren Schmerz zu lindern, und bald um Gicht und Rheumatismus aus den Armen zu verscheuchen. Für Blutarme und Bleichgesichtige ist er eine große Wohltat. Wer einen sprudelnden Brunnen zur Verfügung hat, der halte beide Arme eine Minute unter denselben, und ich werde ihm gewiß nicht den Vorwurf machen, daß sein Armguß kein richtiger ist.

8. Der Kopfguß

Wollte ich diesen Guß ganz verschweigen, so würde ich einer Anwendung in meinem Heilverfahren nicht gerecht werden, der ich doch bei Augen- und Ohrengebrechen große Dienste und Erfolge zu verdanken habe. Dabei gießt man das Wasser über den Kopf und läßt den Strahl um die Ohren, auf die Backen und selbst zwei Sekunden auf das geschlossene Auge spielen. Zuerst verwendet man hiezu eine, später zwei Kannen voll Wasser. Wieder ist es nicht überflüssig, die Mahnung beizufügen, daß nach dem Kopfguß das Haupthaar sorgfältigst abgetrocknet werden muß.

Waschungen

Die Waschungen teilen sich in Ganzwaschungen und in Teilwaschungen. Von beiden wird im folgenden die Rede sein. Im allgemeinen kann vorausgeschickt werden, daß die Grundsätze bezüglich des Frottierens, des Nichtabtrocknens auch hier gelten. Bei einer jeden Waschung liegt die Hauptsache (der Schwerpunkt) darin, daß der ganze Körper oder der einzelne zu waschende Teil gleichmäßig naß werde. Vom Gerieben-, Geknetetwerden ist nirgends die Rede. Wenn zuweilen bei den Krankheiten von kräftiger Abwaschung gesprochen wird, so verstehe ich darunter stets eine schnelle Handlung, bei der man nicht zögert und zaudert. Diejenige Ganz- oder Teilwaschung wird die beste sein, die am gleichmäßigsten geschieht und am kürzesten dauert; über 1, längstens 2 Minuten darf keine währen. Danach mag man beurteilen, wie sehr mein Verfahren von dem in gewissen Anstalten geübten verschieden ist, und man verschone mich mit dem Vorwurf, daß ich die Patienten unmäßig lange im kalten Wasser belasse, was den also Mißhandelten Rheumatismen, Gelenkrheumatismen u. a. notwendigerweise zuziehen müsse. Ich sündige wahrlich nicht durch ein Übermaß.

Noch sei bemerkt und eingeschärft wie beim kalten Vollbade: Wessen Körper kalt ist, wen fröstelt oder friert, der nehme nie eine Waschung, vor allem nie eine Ganzwaschung, vor. Die ohnedies geringe Naturwärme würde so noch bedeutend geschwächt und nur schwer und lange nicht ersetzt werden. Fieber, Katarrh und anderes müßten die unausbleiblichen Folgen sein.

1. Die Ganzwaschung

a) Die Ganzwaschung für Gesunde

Die Ganzwaschung erstreckt sich, wie der Name besagt, auf den ganzen Körper (den Kopf ausgenommen), welcher von oben bis unten in einem Zug gewaschen wird.

Am leichtesten geschieht sie in folgender Weise:

Man nimmt ein rauhes, grobes Handtuch (mit dem kleinen Badeschwamm geht es zu langsam), taucht es ins kalte Wasser und beginnt die Waschung an Brust und Unterleib. Dann kommt die Reihe an den schwerer zugänglichen Rücken. Eine Regel über das »Wie« der Rückenwaschung läßt sich nicht geben. Ein jeder wird bald selbst den Vorteil finden, wie er dem ganzen Rücken schnell und leicht beikommt. Den Abschluß bildet die Waschung der Arme und Beine (Füße). Alles muß in einer, längstens in zwei Minuten fertig sein. Jede Waschung, welche darüber währt, kann vom Übel sein. Zudem hüte man sich, die Waschung an einem Ort vorzunehmen, an dem der Körper der freien Luft ausgesetzt ist. Das hieße sich absichtlich verderben wollen.

Ohne abzutrocknen, zieht man möglichst rasch die Kleider an und sucht Arbeit oder Bewegung bis zur völligen Erwärmung und Trocknung der Haut.

Wann und wie oft können Gesunde die Ganzwaschung vornehmen?

Einmal, in der Frühe nämlich, wäscht sich jedermann Gesicht

und Hände. Auch die Ganzwaschung wäre in der Morgenfrühe, gleich beim Aufstehen, vortrefflich angebracht. Da ist die Naturwärme, weil durch die Bettwärme gesteigert, am stärksten; die Waschung wäre eine angenehme Abkühlung, Auffrischung, die sofort den Halbschlaf vertreiben und schon beim Beginne des Tagewerkes tüchtig, lebendig und frisch machen würde. Von Zeitverlust kann da nicht die Rede sein; denn in einer Minute ist die Ganzwaschung geschehen, und es kann sofort zur Arbeit geschritten werden.

Wie mancher in der Stadt macht im Frühjahr und im Sommer seinen Morgenspaziergang! Er probiere vor demselben die Ganzwaschung. Ich bin überzeugt, ich brauche ihn zum zweiten Mal nicht aufzumuntern.

Solche, welche nach dem Ganzbad weder Bewegung machen noch an eine Arbeit gehen können und darin eine Entschuldigung suchen, tun unklug. Sie sollen die Ganzwaschung ruhig vornehmen und sich nach derselben noch ein Viertel- oder ein halbes Stündchen zu Bett legen. Auch dieses geht an.

Wer es über sich bringt – es ist eine so kleine Überwindung! –, eine Zeitlang täglich oder wenigstens alle 2–3 Tage seinem Körper diesen Dienst zu erweisen, der dient demselben in Wahrheit gut und erwirbt sich selbst den besten Lohn.

Hat jemand in der Morgenfrühe keine Zeit, so ist jede Tagesstunde eine gute Stunde zur Waschung. Man zieht sich zwei, drei Minuten in seine Schlafkammer, in die Waschküche usw. zurück, und die wohltuende Arbeit ist vorüber. Daß wir doch nicht so überaus bequem oder wasserscheu wären!

Wenn der Schmied oder Schlosser seine Werkstatt schließt, so wäscht er sich den Ruß und Kohlenstaub vom Gesicht; wenn der Landmann, der auf Reinlichkeit hält, vom Feld heimkehrt, so wäscht er sich die Hände und nimmt zur heißen Sommerzeit vor jeder anderen Erfrischung einen Schluck Wasser, sich Mund und Gaumen auszuspülen. Wie gut wäre es erst, wenn beide nach dem ermüdenden Tagewerk den letzten Schweiß sich in einer Ganzwaschung abwischen wurden! Ich wünschte, diese erquickende und stärkende Übung wäre viel mehr bekannt.

Nachts vor dem Schlafengehen kann nicht jeder eine Wasseranwendung vornehmen, da diese manche Personen aufregt. Wer sie ertragen mag, verliert gerade da die wenigste Zeit und wird fester und ruhiger schlafen, als er sonst gewohnt ist.

Gar vielen, welche nachts nicht einschlafen konnten, habe ich statt der Ganzbäder die leichtere Ganzwaschung und meistens mit gutem Erfolg empfohlen.

Zur Winterzeit rate ich stets an, zuerst ungefähr zehn Minuten ins Bett zu liegen und erst, nachdem der ganze Körper warm geworden, die Waschung vorzunehmen.

b) Die Ganzwaschung für Kranke

Gerade bei Kranken habe ich stets die Erfahrung gemacht, nicht nur wie wenig die Reibungen, Frottierungen usw. nützen, sondern auch wie sie vielmehr gar oft schaden durch ungleichmäßige Erwärmung, durch Aufregung u. a.

Vor allem dringe ich bei der Ganzwaschung der Kranken darauf, einmal, daß der ganze Körper, die Fußsohlen sogar inbegriffen, gewaschen werde, und dann, daß er gleichmäßig gewaschen werde: gleichmäßig sowohl in bezug auf das an alle Stellen des Körpers verwendete Quantum Wasser, als auch in bezug auf die Reibung, die mit jedem, selbst dem gelindesten Waschen, verbunden ist. So nur wird die Naturwärme sich gleichsam natürlich, ungezwungen, gleichmäßig bilden; bei den angedeuteten Unregelmäßigkeiten müßte ihr Eintreten ebenfalls unregelmäßig, an den verschiedenen Stellen verschieden und wenn nicht gerade von schädlicher, doch weniger günstiger Wirkung sein.

An Kranken lasse ich die Waschungen stets in folgender Weise vornehmen: Der Kranke setzt sich im Bett auf oder wird, wenn er allzu schwach ist, aufgesetzt und gestützt. Man wasche ihm schnell den Rücken, die ganze Wirbelsäule auf und ab. Das ist die Arbeit einer halben Minute, und der Kranke legt sich nieder. Jetzt wäscht man Brust und Unterleib; noch kräftige, nicht allzusehr geschwächte Personen tun dieses in der Regel selbst. In längstens einer Minute ist auch dieses geschehen. Nun kommen die Arme an die Reihe und endlich die Beine. In drei, längstens vier Minuten ist alles vorüber, und der Kranke fühlt sich wohl, ja wie neugeboren.

Wie ich jedem, selbst dem schwer Erkrankten täglich Gesicht und Hände waschen kann, gerade so leicht kann ich mit gutem Willen und mit liebevoller Sorgfalt diese Waschung vornehmen. Das zweite und dritte Mal wird auch die Praxis schon eine bessere und größere sein.

Sollte einem Schwerkranken die Waschung des ganzen Körpers in der Tat auf einmal zuviel sein, dann teilt man die Ganzwaschung in zwei oder gar drei Teilwaschungen. Man wäscht in der Frühe Brust, Unterleib und Arme, nachmittags den Rücken und die Füße; oder man wäscht in den Morgenstunden die Brust und den Unterleib, gegen Mittag den Rücken, nachmittags die Arme und die Beine.

Eine vorsichtige, schnelle Waschung kann niemals schaden, selbst wenn sie mit dem frischesten Wasser – was das Beste ist – vorgenommen wird.

Ich bemerke hier nur noch, daß namentlich bei heftigem Fieber, dann bei allen von heftigem Fieber begleiteten Krankheiten, besonders bei Typhus und den Blattern, die Ganzwaschungen eine Hauptrolle spielen und stets an die Stelle der kalten Ganzbäder treten, wenn diese aus irgendeinem Grund nicht genommen werden können.

Beim Fieber zeigen die sich steigernde Hitze und die damit verbundene Bangigkeit stets selber die Zeit der jedesmaligen Wiederholung der Waschung an, die unter Umständen jede halbe Stunde geschehen kann.

Viele Krankheiten, wie Katarrh, Schleimfieber, Blattern, Typhus und andere, habe ich durch die Ganzwaschungen allein geheilt.

Bei schwächlichen Naturen verwende ich zur Waschung statt des Wassers sehr oft den Essig (mit Wasser verdünnt). Abgesehen davon, daß er gründlicher die Haut reinigt, die Poren öffnet, kräftigt, stählt er auch.

Gar oft bekommt man zu hören, daß Waschungen mit Wein, Spiritus (den Essig nehme ich aus) usw. ganz außerordentliche Wirkungen hervorbringen sollen. Ich habe solche Waschungen recht oft probiert und forschend vorgenommen, bin aber über das Niveau (Bereich) der ordentlichen, manchmal der recht mittelmäßigen Wirkung nie hinausgekommen. Manchmal hat mich ein Versuch ohne jeglichen Erfolg gelassen.

Vor Jahren galt der Franzbranntwein als unübertreffliches Waschungsmittel; Tausende von Flaschen wurden verkauft und gekauft. Die Sache ruhte dann einige Jahre, und erst seit den letzten Jahren macht dieser Geist wieder in der ganzen Welt die Runde.

Derlei Mittel kamen und verschwanden zu verschiedenen Zeiten wie die Kometen. Sie ziehen oft einen großen Schweif nach sich, dann aber verschwinden sie für immer. Es sind nicht die regulären, die gewohnten Sterne, die allnächtlich auftauchen und ruhig, aber ohne Unterbrechung und ohne Aufhören leuchten. Mit letzteren möchte ich das Wasser vergleichen. Es wirkt, und seine Anwendungen werden bleiben, wenn derlei »außerordentliche« Strömungen längst aufgehört haben zu fließen, zum Teil, weil sie die Probe nicht bestanden.

Ich wünschte nur recht lebhaft, daß das Wasser sich allgemein Bahn bräche, besonders in die Kreise hinein, die zu seiner nutz- und segensvollen Verbreitung und Anwendung alles tun könnten.

2. Die Teilwaschung

betrifft nicht den ganzen Körper, sondern einen Teil desselben. Dieselbe wird vorgenommen mit der Hand oder einem gröberen Handtuch und frischem Wasser. Im weiteren gelten ganz die gleichen Regeln wie oben.

Ob der Finger oder die Zehe, der Fuß oder die Hand oder was immer entzündet sei – überall und stets lösche man, wo es und wann es brennt.

Wicklungen

1. Der Kopfwickel

Dieser Wickel kann auf zweifache Art genommen werden. Der ganze Kopf, Gesicht und Haare, werde gewaschen, ganz naß gemacht. Das Wasser soll durchdringen bis auf die Haut; doch dürfen die Haare nicht von Wasser triefen. Das wäre des Guten zuviel.

Darüber (über den ganzen Kopf) bindet man ein trockenes Tuch, in der Art, daß es, gut anliegend, luftdicht abschließt und nur die halbe Stirn mit den Augen sichtbar läßt.

Nach einer halben Stunde schon, selten erst nach einer Stunde, sind die Haare trocken.

Es kann sodann die Waschung und der Umschlag ein-, zwei-, ja dreimal erneuert werden. Man sehe nur darauf, daß das den nassen Kopf bedeckende Tuch beim Wickel recht trocken ist. Die zweite und dritte Anwendung werden je eine halbe Stunde währen; man achte indessen genau darauf, daß vor jeder neuen Anwendung die Haare stets vollständig getrocknet seien.

Am Schluß der letzten Anwendung gewöhne man es sich an, Hals und Kopf leicht, kurz und kalt abzuwaschen und wie beim Waschen in der Frühe abzutrocknen.

Besser noch geschieht die Anwendung auf folgende Art, besonders in Fällen, in denen man starke Ausscheidungen erzielen will.

Man wäscht den Kopf, wie oben angegeben wurde. Das Wikkeln geschieht dieses Mal mit zwei Tüchern, mit dem luftabschließenden Tuch der ersten Art der Anwendung, dann noch mit einem leichteren, ebenfalls gut anliegenden und abschließenden Wolltuch.

Wäre die Hitze des Kopfes sehr groß, so könnte außer den Haaren die unter dem Wolltuch liegende Umhüllung auch genäßt werden.

Soll die ganze Anwendung längere Zeit dauern, so säume man nicht mit dem Wechsel; er wird im höchsten Fall 25–30 Minuten aufgeschoben werden können.

Die Anwendung wird beschlossen wie oben.

Kopfleiden, hauptsächlich rheumatischer Art, die durch Verkühlung, Erkältung, raschen Temperaturwechsel entstanden sind, zahlreiche Schuppen, trockene Ausschläge, kleine Geschwüre auf dem Haarboden werden mit Erfolg durch den Kopfwickel behandelt.

2. Der Halswickel

Die gelinde Form des Halswickels besteht darin, daß man mit der Hand oder mit einem Handtuch den ganzen Hals naß macht und ihn mit einer trockenen groben Linnenbinde in 3–4 Windungen (»Umgängen«) sorgfältig, aber nicht zu fest umwindet. Es soll eben der Zutritt der frischen Luft zu der benetzten Stelle verhindert werden.

Die zweite Art der Wicklung geschieht so, daß ein weiches Handtuch in frisches Wasser getaucht und um den Hals gelegt wird. Das nasse deckt ein trockenes Handtuch und beide eine Woll- oder Flanellbinde. Wer diese nicht besitzt, kann jedweden trockenen Wollstoff verwenden und soll nur stets für luftdichtes Abschließen besorgt sein.

Nach meiner ganzen bisherigen Erfahrung muß ich im allgemeinen gegen langwährende Anwendungen sprechen; sie bewirken sehr oft das Gegenteil von dem, was sie bezwecken: Verschlimmerung statt Besserung. Das ist denn sehr oft mit ein Hauptgrund, daß die Anwendungen überhaupt den Kredit, das Vertrauen einbüßen. Ein derart abgeschreckter, weil getäuschter Kranker bleibt stets schwer zu bekehren, alle Überredungs- und Überzeugungskünste scheitern.

Diese allgemeine Bemerkung möchte ich jetzt insbesondere auf die Wicklungen beziehen, den Halswickel nicht ausgenommen.

Sämtliche Wickel wollen und sollen vorzüglich dahin wirken, übermäßiges, ungeordnetes Strömen des Blutes nach irgendeiner Stelle hin zu verhindern, das Blut abzulenken, wegzuziehen von dieser Stelle, sodann sehr große Hitze aus- und abzuleiten.

Wenn ich den Wickel nun allzulang, z.B. eine ganze Nacht, an der kranken Stelle belasse, so wird diese Stelle warm und immer wärmer, es strömt mehr Blut zu; sie wird zuletzt oft fürchterlich heiß, und die Entzündung, das Übel, muß verschlimmert werden.

Die Folgerungen, welche sich hieraus für den Halswickel ergeben, liegen auf der Hand.

Ich bin durchaus gegen vielstündige oder gar ganznächtliche Anwendungen. Eine vollständige Anwendung dauert bei mir 1, höchstens 1½ Stunden, und es soll nach jeder halben Stunde, unter Umständen nach je 20 Minuten, der nasse Umschlag erneuert, d.i. von neuem eingetaucht und nach obiger Weise umwunden werden. Dieses Neueintauchen kann also innerhalb einer Anwendung 2–4mal geschehen. Es ist nicht bei jedem Patienten gleich und hängt ab von der geringeren oder größeren Hitze, welche derselbe verspürt. Das Gefühl einer gewissen Unlust und Bangigkeit darf als der beste Zeiger gelten, der die Zeit zum Wechseln angibt.

Bei Halsentzündungen, Schlingbeschwerden, bei manchen

Kopfleiden ist der Halswickel vorgeschrieben; zu gleicher Zeit wird man suchen, durch Anwendungen auf andere Körperteile, z.B. die Füße (nasse Socken), oder auf den ganzen Körper ihm entgegenzuarbeiten.

3. Der Schal

Der Schal ist eine spezielle Anwendung für die Brust und den oberen Teil des Rückens. Jede Frau und jedes Mädchen kennt das unter diesem Namen besonders auf dem Land gebräuchliche Kleidungsstück. Es ist ein viereckiges, größeres Wolltuch, welches, einmal und zwar im Dreieck zusammengefaltet, so über die Schulter geworfen wird, daß der größere Winkel auf den Rücken, die beiden kleinen spitzen Winkel auf die Brustseite zu liegen kommen.

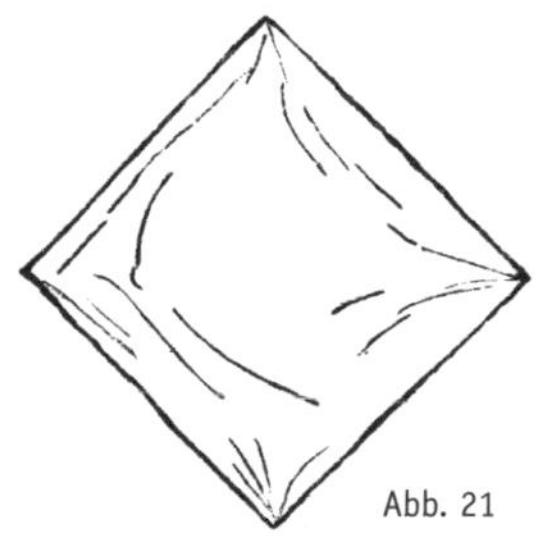
Abb. 21

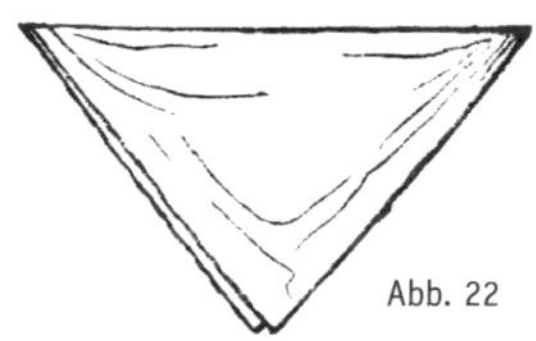
Abb. 22

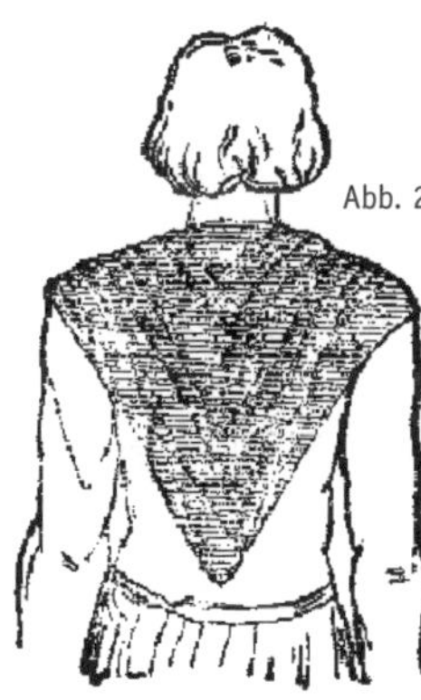
Abb. 23

Der Schal als Wickel ist ausgebreitet ein grobes, quadratförmiges Leinwandstück (Abb. 21), 1 bis 1½ m lang und ebenso breit. Als gleichschenkliges Dreieck zusammengelegt (Abb. 22) und nach der oben angegebenen Art über die Schultern gebreitet, kommt der größere, der rechte Winkel auf den Rücken (Abb. 23) zu liegen und reicht bis unter das Kreuz, die beiden spitzen Winkel fallen über die Brust herab und schließen gleich oben am Halse gut zusammen und kreuzen sich auf der Brust (Abb. 24).

Der Wickel wird in kaltes Wasser ge-

Abb. 24

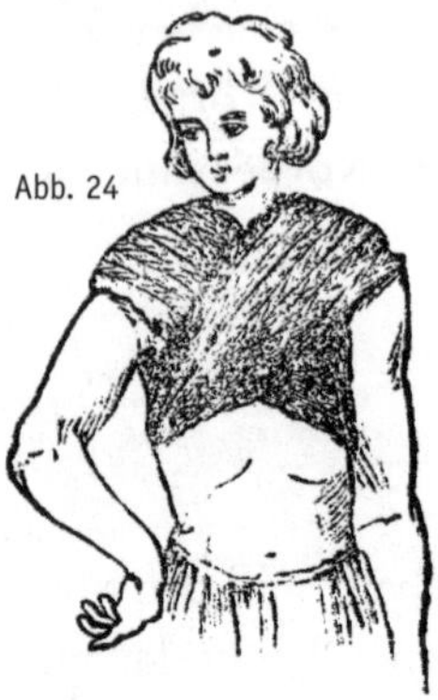

taucht, ausgewunden, auf den bloßen Körper gelegt und mit trockener Linnen- oder Wollhülle luftdicht abgeschlossen.

Sehr bald fühlt man, wie eine angenehme Wärme sich entwickelt, wie das nasse Tuch warm, ja allmählich heiß wird.

Die Anwendung des Schals kann ½ bis 1½, in seltenen Fällen bis 2 Stunden dauern; letzteres dann, wenn stärkere Ableitungen gewünscht werden. Bei längerer Dauer darf man die Erneuerung, d.i. Neueintauchung des Wikkels nicht übersehen. Dieses geschieht nach ungefähr ½–¾ Stunden, in der Regel dann, wenn die Hitze stark, der Wickel warm, heiß wird.

Bei Hitzen, Kongestionen und beginnenden Entzündungen an oder im Kopfe, bei fieberhaften Katarrhen, bei Verschleimungen im Hals, in der Luftröhre, auf der Brust wirkt unser ganz unschuldiger Wickel auflösend und ableitend.

Die größten und auffallendsten Dienste hat er stets gemüts- und geisteskranken Personen des schwachen Geschlechtes erwiesen. In Verbindung mit einer andern, ebenso leichten Anwendung reichte der Schal vollkommen aus, den Blutandrang zum Kopf aufzuheben, den überfüllten Kopf zu entbluten. Diese zweite Anwendung bestand gewöhnlich in nassen Socken oder in Fußwickeln oder in einem warmen Fußbad mit Asche und Salz.

4. Der Fußwickel

Dieser Wickel ist stets eine wichtige Nebenanwendung, d.h. ein Hilfsmittel, welches anderen Anwendungen helfend entgegenarbeitet. Wir unterscheiden einen doppelten Fußwickel, nämlich:

a) Den eigentlichen Fußwickel

Landleute, welche mehr beschränkt sind in Zeit und Mitteln, nehmen diesen Wickel am einfachsten, indem sie ein paar nasse Socken und darüber trockene Wollstrümpfe anziehen und sich dann während der Anwendungszeit ins Bett legen unter eine gute Zudecke.

Wem dieses nicht behagt, der tauche grobe leinene Lappen oder eine Linnenbinde in halb Wasser, halb Essig, umwinde damit die Füße bis über die Knöchel, bringe den trockenen Umschlag, am besten eine Woll- oder Flanellbinde, darüber und decke sich im Bette ordentlich zu.

Die Anwendung dauert 1–1½ Stunden und schreibt stets das Bett vor.

Entwickelt sich starke Hitze, und handelt es sich bei der betreffenden Anwendung gerade um deren Ableitung, wie z. B. bei der Lungen-, der Brustfell-Entzündung, bei Entzündungen im Unterleib, so soll der Wickel wiederholt, bei jeder größeren Hitze neu eingetaucht werden.

In allen Fällen, in denen es sich darum handelt, krankhafte Säfte aus den Füßen auszuziehen, bei Entzündungen die Hitze zu nehmen, das Blut vom obern Körper nach unten zu ziehen, leistet dieser Fußwickel treffliche Dienste.

Man verwechsle ihn nicht mit dem Fußbad und seinen Wirkungen! Wie die Dauer des Fußbades eine bedeutend kürzere, so ist seine Wirkung eine beschränktere. Wohl leitet auch es die Wärme, das Blut in die Füße; aber eine Reinigung, eine Ausleitung verdorbener Säfte aus den Füßen vermag kein kaltes und kein warmes Fußbad zustande zu bringen.

Eine Anwendung dieses Wickels darf ich nicht vergessen: Wer die Wasserübungen am Abend ertragen kann, der ziehe nasse Socken an beim Schlafengehen, darüber natürlich stets trockene. So verliert er absolut keine Zeit; er wird prächtig schlafen und braucht auf keine bestimmte Zeitdauer achtzuhaben. Nur das eine merke er sich, daß er beim Aufwachen in der Nacht oder in der Morgenfrühe die nassen Socken ungesäumt weggibt.

Landleuten, die abends recht müde sind, zieht dieser Sockenwickel alle Müdigkeit aus den Füßen, noch gründlicher als das kalte Fußbad.

Wer an kalten Füßen leidet, probiere einmal diese Nachtwickel. Auch Fußschweißlern habe ich dieselben oft mit Erfolg angeraten, jedoch erst, nachdem mehrere Fußdämpfe vorangegangen waren.

b) Den Wickel über die Knie

Kräftiger als der eigentliche Fußwickel in der unter a) beschriebenen Weise wirkt ein Wickel bis über die Knie.

Die nasse Linnenbinde, welche beim Fußwickel bis über die Fußknöchel reicht, wird fortgesetzt, fortentwickelt bis über die Knie und gut mit trockener, am besten wollener Umhüllung versehen.

Die Dauer dieses Wickels, auch das andere Verhalten ist dasselbe wie beim Fußwickel a).

Zur Ausleitung von Hitze im Oberkörper, zur Hebung großer Müdigkeit, speziell zur Lösung quälender Winde, versessener Gase empfehle ich den Wickel angelegentlich.

Man verwechsle ihn nicht mit dem bei den Halbbädern genannten »ins Wasserstehen bis über die Knie«. Diese Anwendung ist rein stärkender, nie ableitender Natur.

5. Der Unterwickel

führt seinen Namen aus dem Grunde, weil er hauptsächlich gegen Gebrechen des Unterleibes und der Füße gerichtet und deshalb der speziell dem Unterleib zugedachte Wickel ist. Er beginnt unter den Armen und reicht hinunter bis über die Fußspitzen. Der oberste Teil des Oberkörpers, die Schultern mit den Armen, die frei bleiben, sind unberührt und müssen, wenn der Behandelte zu Bett liegt, gut mit dem Hemd, besser noch mit wärmerer Bekleidung bedeckt werden, daß von oben her nicht etwa Luft eindringe.

Der Unterwickel wird also bereitet und genommen: Auf das die Matratze oder der Strohsack bedeckende Leintuch wird der Länge nach eine möglichst breite Wolldecke ausgebreitet. Das zum Wikkel bestimmte Linnen soll so groß sein, daß es zum mindesten zweimal, in manchen Fällen 3–4mal um den Körper und bis über die Fußspitzen hinausreicht (2–3–4fache »Fätschung«). Man nimmt es am besten doppelt gefaltet, taucht es in kaltes Wasser, windet es aus, so daß es nicht mehr trieft, und legt es in Form eines Rechteckes auf den bereitliegenden Wollteppich ins Bett. Auf der nassen Unterlage nun nimmt man Platz, schlägt sie rechts und links ein, aber so, daß Naß über Naß geht und keine Stelle des Unterleibes unbedeckt bleibt. Darüber wird die unter dem nassen Linnen gebreitete Wolldecke als schützende und luftabschließende Hülle zusammengezogen und das Ganze mit dem Federbett sorgfältig zugedeckt. Die Füße werden meistens noch eine Extrazudecke erfordern (Abb. 25).

Die Sache ist nicht so verwickelt, wie es beim Lesen erscheinen könnte. Der ganze Hergang kann dadurch erleichtert werden, daß der Behandelte außer Bett, vielleicht mit Badehosen bekleidet, den nassen Wickel vorschriftsmäßig um sich hüllt und sich derart eingehüllt auf die ausgebreitete Wolldecke legt. Jetzt kann ihm, damit

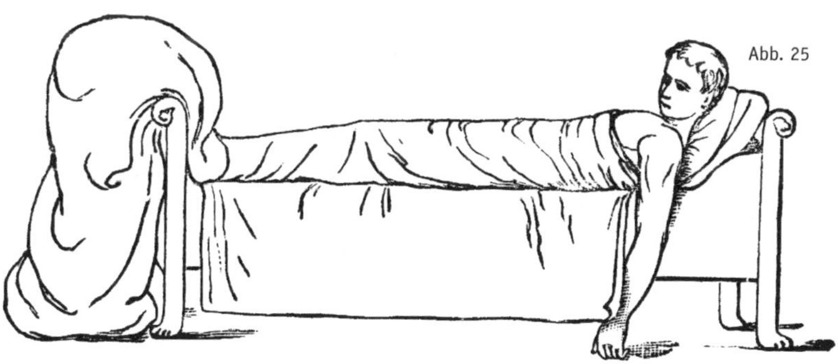

Abb. 25

alles rasch, ohne Verzug geschieht, daß er möglichst geringe Zeit der Luft ausgesetzt ist, leicht jemand behilflich sein, d.i. den nassen Wickel etwas glätten, zurechtlegen, die Ränder anschließend machen, besser übereinanderlegen, den Patienten endlich sorglich zudecken.

Freilich ist die Sache stets etwas umständlich, doch wie mir scheinen will, einfacher und leichter als ein Umwickeln mit eigens dazu bereiteten Binden, welche ich bei größeren und größten Wickeln nie verwende.

Bei einiger Praxis ergibt sich ein Vorteil nach dem andern. Ich kenne viele, die ohne Mühe und in kürzester Zeit (das ist eine Hauptsache) sämtliche größeren Wickel sich selbst allein zu bereiten und umzulegen wissen.

Hier schon möge eine Bemerkung Platz finden, die manchen das beim Lesen empfundene Schauern oder Kaltüberrieseln nehmen wird.

Wer die Furcht vor dem kalten Wasser nicht überwinden kann, wer wenig Naturwärme, zartere Nerven usw. hat, tauche den Wickel ganz ruhig in heißes Wasser ein.

Schwächlichen, gebrechlichen, blutarmen, namentlich älteren Leuten mache ich diese Eintauchung nicht gerade zur strengen Vorschrift, gebe ihr aber stets den Vorzug.

Die Anwendung des Unterwickels dauert 1, 1½, manchmal 2 Stunden. Das anfängliche Kältegefühl wird bald einer angenehmen Wärme weichen.

Einfache, arme Land- und Bauersleute können diese ganze Geschichte viel einfacher haben. Sie suchen sich einen alten, ziemlich abgenützten, deshalb weniger steifen Getreidesack aus, tauchen denselben ins Wasser, winden ihn ordentlich aus und schlüpfen dann bis unter die Arme in den Sack, gleich als wenn sie die Hosen anziehen würden. In dieser altmodischen Tracht legen sie sich auf die ausgebreitete Wolldecke ins Bett und wickeln sich in diese und das Federbett tüchtig ein. Hunderte haben diese Art von

»Sackjucken« probiert. Schäme dich nicht, der Sack wird auch dir recht wohl bekommen!

Die Wirkung des Unterwickels, welcher stets mit anderen Anwendungen verbunden wird, ist verschieden: wärmend, auflösend und ausleitend. Er übt diese Wirkung, wie bereits gesagt wurde, vornehmlich aus auf den Unterleib. Bei Fußgeschwülsten, rheumatischen und gichtischen Zuständen, bei Nierenleiden, Blähungen, Krämpfen usw. wird er regelmäßig zur Mithilfe beigezogen werden.

Anstatt des einfachen kalten oder warmen Wassers verwende ich sehr häufig zum Eintauchen die Absude von Heublumen, saurem Heu, Haberstroh, Fichtenreisern. Das saure Heu gilt als Ersatzmittel in Heublumen; beide dienen bei Harnbeschwerden und in untergeordneter Weise bei Gries- und Steinleiden.

Absud von Haberstroh hat sich jederzeit bewährt bei der Gicht, bei Gries- und Steinleiden; Absud von Fichtenreisern bei schwächlichen Naturen zur Ausleitung von Gasen und zur Beseitigung der verschiedensten krampfhaften Zustände im Unterleib.

6. Der kurze Wickel

ist der am meisten genannte und gebrauchte. Er bildet für sich allein eine abgeschlossene Anwendung, d.h., er wirkt, ohne daß andere Wasserübungen beizuziehen sind, auf den ganzen Körper. Er steigert die Naturwärme und zieht anderseits zu große Hitze aus, je nachdem seine Anwendung längere oder kürzere Zeit dauert. »Dieser Wickel ist alles wert«, hat einmal einer gesagt; »was der Sattelgaul am Fuhrwerk, das leistet er unter den Wickeln.«

Zu seiner Beliebtheit und allgemeinen Verbreitung hat sehr viel der Umstand beigetragen, daß ihn ein jeder selbst leicht und bequem nehmen, umlegen kann. Der kurze Wickel beginnt wie der Unterwickel seine Wicklungen unter den Armen und beendet sie

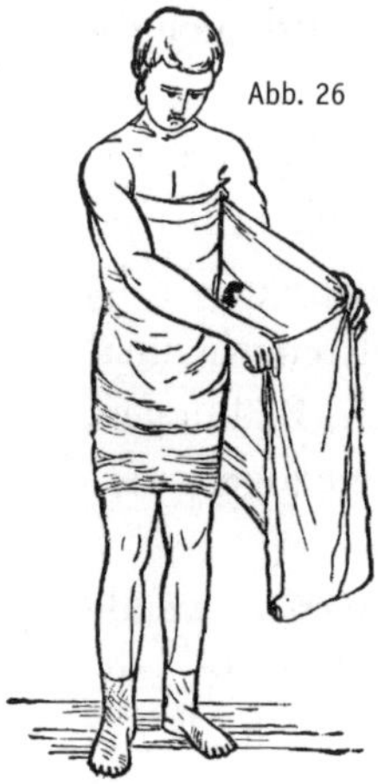
Abb. 26

oberhalb der Knie. Ein großes Leinentuch wird 4–6fach in solcher Breite zusammengefaltet, daß es den Körper in besagter Weise umhüllt, sodann naß gemacht, ausgewunden und gut anschließend umgelegt. Eine Wolldecke schließt luftdicht ab, und das Federbett gibt die notwendige Wärme (Abb. 26).

Schwächliche und ältere Personen, mit einem Worte die Blutarmen, deren Blutwärme nicht viel über dem Gefrierpunkt steht, dürfen, ja sollen auch diesen Wickel warm nehmen.

Arme und einfache Leute auf dem Land können statt des 4–6fach gefalteten Linnentuches wieder einen abgenützten, weicheren Getreidesack netzen und denselben der Breite nach umlegen.

Die ganze Anwendung dauert je nach Vorschrift 1, 1½, zuweilen 2 Stunden.

Würden gesunde Leute alle 8, auch nur alle 14 Tage einen kurzen Wickel nehmen, so könnten sie einer großen Anzahl Krankheiten gründlich vorbeugen. Auch er wirkt günstig und reinigend auf Niere und Leber und auf den Unterleib, den er von versessenen Winden, quälenden Gasen, verlegenen Stoffen, überflüssigem Wasser reinigt. Die Wassersucht, Herz- und Magenleiden, die sehr häufig vom Druck der Gase nach oben herrühren und aufhören, sobald diese entfernt werden, sind den Freunden des kurzen Wickels unbekannte Gäste. Und ich kenne eine Zahl solcher treuen Freunde, welche manche Nacht in seiner Umhüllung schlafen und bis zum Morgen überaus gut und sanft ruhen.

Bei Verschleimungen des Magens, bei Herz- und Lungenübeln, bei den verschiedenen Kopf- und Halsleiden findet der kurze Wickel die mannigfaltige Verwendung.

Wenn ich im unklaren bin über ein Übel, wenn ich den Sitz einer Krankheit nicht genau erkenne, so ist stets der kurze Wickel der treueste und beste Ratgeber. Auf nähere Ausführung kann ich mich nicht einlassen.

Patienten, deren Unterleib durch was immer geschwächt ist, rate ich, unmittelbar vor oder nach dem Wickel den Unterleib mit Schweinefett oder Kampferöl einzureiben.

Bei Krämpfen lasse ich auch manchmal ein in Essig getauchtes einfaches Tuch unter den Wickel auf den bloßen Leib legen. Bei Krämpfen und Kältegefühl ist warmer Wickel am Platz.

7. Das nasse Hemd

Diese Anwendung habe ich gewählt, weil sie auch von den einfachsten Menschen mit geringer Fassungskraft nicht leicht mißverstanden werden kann.

Ein gewöhnliches Linnenhemd wird in Wasser getaucht, ordentlich ausgewunden und wie üblich angezogen. Man legt sich ins Bett auf eine ausgebreitete Wolldecke, hüllt sich gut ein oder läßt sich gut einhüllen und mit einem Federbett warm zudecken.

Ich kannte einen Herrn, welchem auch dieses Verfahren noch zu umständlich war. Er stellte sich im Hemd in eine Badewanne und ließ über das Hemd und seinen Körper eine Kanne mit Wasser gießen. Darauf ließ er sich in die Wolldecken hüllen, und er konnte von dieser »ersten und besten aller Anwendungen« nicht genug rühmen, wie sie guten Schlaf bringe, den Humor froh, den Geist geweckt und den Körper frisch mache.

In dem nassen Hemd bleibt man 1, 1½ längstens 2 Stunden. Bezüglich seiner Wirkung habe ich die Erfahrung gemacht, daß es die Poren öffnet und wie ein gelindes Zugpflaster auszieht. Daß es beruhigt, Kongestionen und krampfhafte Zustände hebt, gleichmäßige Naturwärme hervorbringt und das Allgemeinbefinden des Körpers hauptsächlich wegen seiner ausgezeichneten Wirkung auf die Haut zu einem sehr guten macht. Mit sehr großem Erfolg habe ich es bei Gemütsleiden, bei Kindern beim Veitstanz und ähnlichen Erscheinungen, besonders auch bei Hautkrankheiten angewendet. Sollten in letzteren Fällen starke Ausleitungen erzielt, Ausschläge wie Scharlach usw. hervorgelockt werden, so ließ ich das Hemd in Salzwasser oder in mit Essig vermischtes Wasser tauchen.

8. Der spanische Mantel

Diesen Namen habe ich nicht erfunden; ich habe aber auch keinen genügenden Grund, den unter solcher Benennung bekannten und eingebürgerten Wickel anders zu taufen, selbst auf die Gefahr hin, daß das fremdländische Wort manchem schnüffelnden Leser spanisch vorkommen sollte. Das ist und wäre mir alles eins. Auf die so bezeichnete Sache kommt es allein an.

Der spanische Mantel, auch großer Wickel genannt, ist wie das Vollbad und der kurze Wickel eine ganze, für sich allein genügende Anwendung, welche auf den ganzen Organismus einwirkt. Das hindert nicht, daß sie bei größeren und gefährlicheren Krankheiten stets nur im Wechsel mit anderen Wasseranwendungen vorkommt.

Worin besteht dieser größte Wickel?

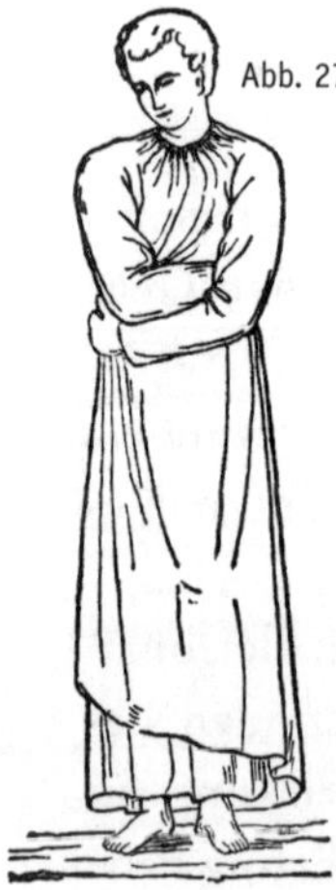

Abb. 27

Aus grober Leinwand, dem beim Volk bekannten »Reisten«, wird eine Art Linnenmantel gemacht. Derselbe gleicht einem weiten Hemd mit Ärmeln, welches nach vorne zu ganz offen ist und bis über die Zehen hinunterreicht oder, wenn man will, einem weiten, langen Linnen-Schlafrock (Abb. 27). Dieser Mantel wird in kaltes oder bei schwächeren, blutarmen, älteren, wasserscheuen Individuen in heißes Wasser getaucht, ausgewunden, wie ein Hemd angezogen und vorne gut übereinandergeschlagen. Das Bett wurde vorher so zubereitet, daß die Wolldecken zur Aufnahme des Bemantelten bereitliegen. Am

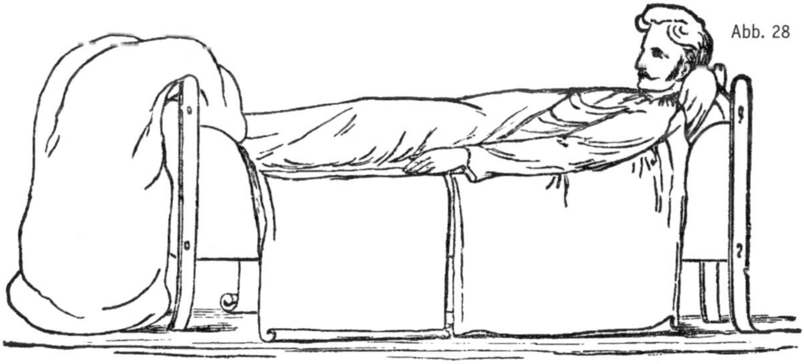
Abb. 28

besten breitet man eine recht breite, große Wolldecke aus oder legt 2 kleinere Decken der Breite nach über die Matratze oder den Strohsack. Darauf legt sich der Patient und wird durch die Wolldecken luftdicht abgeschlossen und mit einem Plumeau (Federbett) warm zugedeckt (Abb. 28). Man sehe darauf, daß die nasse Einkleidung und die Verpackung in die Wolle möglichst rasch vor sich gehe, daß das der frischen Luft Ausgesetztsein ein Minimum, eine möglichst kleine Zeit ausmacht.

Es kam einst ein Patient zu mir, der an allen möglichen Gebrechen litt. Kongestionen, Blähungen, Hämorrhoiden plagten ihn, und eine Herzverfettung brachte große Beängstigungen. Er gewöhnte sich daran, in der Woche 1–2mal den spanischen Mantel umzulegen, und nach längerem Gebrauch waren all die genannten Übel mit noch anderen wie weggeblasen. Seitdem benützt der Geheilte bis zum heutigen Tag den spanischen Mantel als Universalmittel, und da er nicht viel Zeit zu versäumen hat, zieht er denselben an beim Schlafengehen und legt ihn erst ab beim Aufwachen in der Nacht oder in der Morgenfrühe. Der Herr ließ sich aus starkem Wollstoff einen zweiten spanischen Mantel machen, der ihm statt der Wolldecken trefflich dient und jede Mithilfe bei Anwendung dieses Wickels erspart.

Die Zeitdauer einer Anwendung beträgt 1, 1½, längstens 2 Stunden. Dieselbe richtet und bemißt sich nach der Kraft des Individuums, insbesondere nach der Korpulenz. Für einen schwächlichen Bauersmann werden 1, 1½ Stunden genügen; einem Herrn Braumeister kann man ohne Zögern 2 Stunden verordnen.

Wer wissen will, wie und wie stark der spanische Mantel wirke, der untersuche das Wasser, in welchem der Wickel nach der Anwendung stets sorgfältig ausgewaschen werden soll. Er wird finden, daß es ganz trüb ist; ja er wird staunen und es kaum glaublich finden, daß ein spanischer Mantel solchen Unrat auszuziehen imstande ist.

Ich erinnere mich an Fälle, in denen der weiße Linnenwickel ganz gelb wurde, welche Farbe keine Lauge, erst das Bleichen auf dem Gras wieder vertreiben, aussaugen konnte.

In der gelindesten (nicht im mindesten schroffen) Form, aber gründlich öffnet der spanische Mantel die Hautporen am ganzen Körper und zieht allen Unrat, Schleim usw. aus. Ich brauche nicht zu sagen, wie wohltuend er deshalb auf die normale Körpertemperatur, auf das Allgemeinbefinden wirken muß.

Im besonderen wende ich diesen großen Wickel an bei ziemlich allgemeinen (den ganzen Körper mehr oder weniger angreifenden) Katarrhen, bei Schleimfieber, Podagra, Gliedersucht, Blattern, Typhus, zur Vorbeugung gegen Schlaganfälle usw.

Wird der Mantel in Absud von Heublumen, Haberstroh, Fichtenreiser getaucht, so wirkt er vortrefflich gegen jene Leiden (Gicht-, Stein-, Griesleiden usw.), deren Heilung genannten Pflanzen eigentümlich ist.

Trinken des Wassers

In diesem Teil kann ich mich sehr kurz fassen. Ich warne vor zwei Extremen, d.h. vor zwei das richtige Maß überschreitenden Ansichten. Es sind einige Jahrzehnte her, da gab es förmliche Wassertrinkturniere. Wer die meisten »Maßerl zwang«, der war der größte Held. Ein tägliches Quantum von 4, 6, 8, 10 Maß zählte durchaus nicht zu den Seltenheiten. Noch heutzutage spukt in manchem Kopf der Gedanke, viel Wassertrinken müsse gesund machen. Besser noch diese Grille als die andere, welche dem glühenden Hirn vorsingt, 3, 4, 5 Maßerl braunes Gerstenwasser sei nicht zuviel Flüssiges für die Menge des täglich eingenommenen Festen.

Den Leuten der zweiten Gattung scheint das Gegenteil von dem Gesagten das Richtige zu sein, sie trinken wochen-, ja monatelang gar kein Wasser; denn das Wassertrinken ist nicht vom Guten, wie sie meinen.

Wie doch die Menschen zu Zeiten allen gesunden Sinn verlieren, sich förmlich jedes vernünftige Urteil unterbinden, jedem instinktiven Trieb und Gefühl, dem die Tiere blind Folge leisten, um es gemein zu sagen, von vornherein den Hals abschneiden. Ist dieses vernünftig?

Einige Minuten bevor die Uhr schlägt, kündigt sich's an. Hat denn der große Werkmeister, unser Schöpfer, etwas Halbes, ein Pfuschwerk gemacht? Oder haben die Menschen in seine wunderbare Ordnung die Unordnung gebracht? So ist es. Der unendlich weise Schöpfergott läßt den Hunger ein Zeichen geben, wann gegessen, den Durst anklopfen, wann getrunken werden soll. Der Menschenkörper, diese lebendige Uhr vom besten Gang und Schlag, liefe und schlüge vortrefflich, wenn nicht der Menschentor Schmutz und Sand und anderen Unrat zwischen die Räder werfen und so den geordneten Lauf stören, vielleicht zerstören würde.

Sooft die zahmen und wilden Tiere Hunger verspüren, suchen

sie Nahrung; sooft der Durst sich einstellt, eilen sie zum frischen Quell. Nach erfolgreicher Sättigung hören sie sofort auf, ein Weiteres zu sich zu nehmen.

Gerade so handelt der unverdorbene Mensch bei geregelter Lebensweise, gleichviel ob er gesund sei oder krank.

Demnach lautet unser einziger und oberster hierhergehöriger Grundsatz, ein goldener Grundsatz, den ein jeder befolgen sollte:

Trinke, sooft es dich dürstet, und trinke nie viel!

Ich kenne Personen, welche die ganze Woche hindurch vielleicht keinen Tropfen Wasser trinken, andere, die sich beim Frühstück mit dem herkömmliche Glas für den ganzen Tag begnügen. Sie fühlen niemals Durst, und dieses erklärt sich also, daß bei unserer Zubereitung von Speisen im letzteren dem Körper täglich eine Menge Wasser zugeführt wird. Wenn wir von großen Erhitzungen des Sommers oder von den in der Regel eine Krankheit anmeldenden Hitzen im Körper absehen, so ist der eigentliche Durst vielen Menschen ein seltener Gast, und es bleibt mir wenigstens stets ein Rätsel, wie gleichwohl so viele Menschen ohne jedes Bedürfnis im armen Magen förmliche Überschwemmungen anrichten. So etwas kann ja nicht ungerächt bleiben.[1]

---

[1] An dieser Stelle muß ich doch ein Wort sagen über das Trinken bei Tisch, hauptsächlich während des Mittagessens. Bei Landleuten kommt es kaum oder wenigstens nicht im ausgedehnten Maße vor. Die Sache betrifft mehr die Stadt- und Herrenleute. »Unter das Essen hineintrinken«, wie man sagt, ist nicht gut. Ich kenne andere Ärzte, besonders der älteren Schule, welche den Gesunden dieses abraten und ihren Kranken solches entschieden verbieten. Wer ein Auge hat und etwas Erfahrung, weiß, daß alle, welche während des Essens viel Wasser, Bier oder anderes genießen, mit einem Wort, daß alle Biertrinker stets über Mangel an Verdauung klagen.

Es kann gar nicht anders sein. Wieso?

Während man die Speise im Mund kaut, wird sie oder soll sie, gemischt, ganz durchdrungen werden vom Speichel, der ja zu diesem Zweck von eigenen Organen, den Speicheldrüsen, bereitet wird. Es wäre unklug, irgend etwas

Trinke, sooft es dich dürstet, und trinke nie viel!

Die Landleute lieben den Platzregen gar nicht; sie behaupten, daß er unfruchtbar sei und mehr zerstöre als nütze. Dagegen versichern sie, daß jene starken Morgennebel, welche dem Bauern den Hut

---

Festes zu schlucken, d.i. es in den Magen, diese lederne Maschinerie, zu bringen, bevor jene erste wichtige Vorarbeit der Zerkleinerung und Erweichung gut und recht getan ist. – Im Magen werden sodann die also vorbereiteten Speisen mit dem Magensaft getränkt. Je reiner, je besser, je ursprünglicher, d.i. je unvermischter dieser wichtige Saft, desto besser die Verdauung und ihre Resultate, d.h. desto besser auch die durch die Verdauung bereiteten und der Natur zur Ausarbeitung und Vervollkommnung der verschiedenen Bestandteile des Körpers vorgelegten Säfte und Nährstoffe.

Wenn jemand nun eine Speise ißt und das Genossene mit fremder Flüssigkeit, sei es Wasser, Wein oder Bier, übergießt, so wird diese

Speise schon nicht mehr von reinem Magensaft durchdrungen, sie wird, zum Teil wenigstens, durchtränkt von dem zugeschütteten Wasser, Bier und Wein.

Wer während einer Mahlzeit das besagte Überschütten sechs- bis achtmal vornimmt, verdünnt einmal den Magensaft derart, daß er als Verdauungsessenz nicht mehr dient, und bewirkt sodann, daß sein Magen von einem auf sechs- bis achtfache Art gemischten Speisebrei erfüllt, vielmehr gequält ist. Wer will da noch klagen, daß der arme Magen nicht Ach und Weh schreit, daß die Verdauung eine schlechte ist, wie so oft die Klage lautet!

Wie soll man demnach sein Trinken einrichten?

Wer vor dem Essen Durst hat, der trinke! Durch den Durst zeigt sich die Dürftigkeit der Säfte an. Die Magensäfte sind zudem dick und erleiden eine Verdünnung.

Bei Tisch soll wo möglich nicht oder sehr wenig getrunken werden, damit der reinste Magensaft auch noch den letzten Bissen tränke und durchdringe.

Ist eine längere Zeit nach dem Essen vorüber, verlangt der Speisebrei zu seiner weiteren Verarbeitung vom Magensaft wieder Flüssiges, mit anderen Worten, stellt sich nach 1, 2, 3 Stunden wieder Durst ein, dann kann mäßig auch wieder getrunken werden.

Ich habe mit manchem tüchtigen Arzt gerade über diesen Punkt eingehend gesprochen. Alle teilten vollkommen meine Ansicht und schreiben die Unzahl der Magenleiden zum großen Teil den diesbezüglichen Überschreitungen der Menge zu.

netzen, daß er triefet, ihre lieben Freunde seien, weil sie die »beste Fruchtbarkeit« bringen und befördern.

Der Körper, speziell der Magen, bedarf Flüssiges, um seinen Magensaft zuweilen zu verdünnen, zu mehren und so über all die festen Insassen Meister zu werden. Er meldet sich jedesmal, wenn die Not an ihn herantritt, bald durch leises Anklopfen im geringen Verlangen nach Wasser, bald durch lautes Pochen im heftigen Durst. Da soll man auf ihn hören, mag nun das Rufen von einem gesunden oder kranken Magen ausgehen, aber ihm nie mehr geben, als gut ist, kleine Mengen in gehörigen Zwischenräumen; in Erkrankungsfällen zumal, wie in der Fieberglut, eher öfter, z.B. alle 5–10 Minuten, ein Eßlöffel, als auf einmal ein Glas. Letzteres würde den Durst nicht stillen und zum bestehenden Übel eine neue Beschwerde hinzufügen.

Ein Beispiel meines Vorgehens möge diesen Abschnitt schließen. Es leidet jemand an hartem Stuhlgang, große Hitze quält den Unterleib, heftiger Durst den armen Kranken; er könnte, wie er sagt, 2, 3, 4 Glas Wasser, Glas auf Glas, trinken; es ist ihm, als ob es in einen Glühofen geschüttet werde. Ich glaube das; die Wassermasse kommt in den Magen und macht dann, ohne die leidende Stelle irgend zu berühren und günstig zu beeinflussen, eine rasche Wanderung durch den Leib, bis sie vollinhaltlich, ja noch eine ordentliche Menge des unentbehrlichen Magensaftes mit sich schwemmend, ausgeschieden wird. Man gebe dem Kranken statt der vielen Gläser mit Wasser während eines Tages jede halbe Stunde einen Eßlöffel voll. Man wird ganz andere Wirkung verspüren, eine Wirkung, welche das notwendige Ergebnis einer vernünftigen Behandlung sein muß.

Die kleine Menge Wasser wird schnell vom Magensaft erfaßt und leicht mit demselben vermischt. Die eine jede halbe Stunde erfolgende Nachspeisung gibt reichlichere Säfte, die kühlend und in normalem Laufe den Körper, die Eingeweide durchströmen und erweichend und lösend binnen kurzer Zeit allen Stockungen und

Verhärtungen ein Ende machen. Unzählige haben in dieser Beziehung meinen Rat befolgt, und schnell ward ihnen geholfen. *Probatum est!*

In der allerneuesten Zeit wurde viel gesprochen und geschrieben von den Wirkungen des Trinkens von heißem Wasser (30 bis 35 °R wie bei Kaffee und Tee), besonders bei chronischen Krankheiten. Ich selbst habe vor Jahren bei manchen Patienten gute Erfolge erzielt. Ehre, wem Ehre gebührt! Wer dem warmen Wasser vor dem kalten, frischen Elemente den Vorzug gibt, wer wollte ihn tadeln oder gar verurteilen! Das ist Geschmackssache. Ich habe indessen durch Erfahrung gefunden, daß kaltes, lebendiges (nicht getötetes) Wasser dieselben, wenn nicht bessere Dienste tut. Ich für meine Person ziehe es jedem lauwarmen oder heißen Wasser vor. Jeder wähle, wozu ihn das Verlangen treibt!

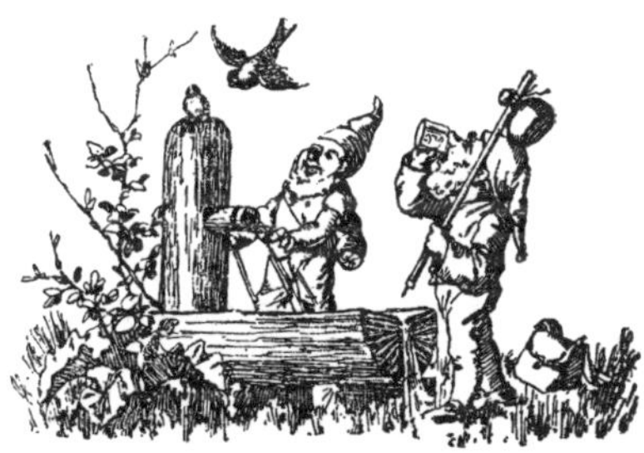

Ganz entschlackt im Hier und Jetzt

Von Renate Just
Illustrationen von Sabine Völkers

Storchenbeinig durchs klamme Feld, dann rein in die Becken, raus aus den Becken. Und nach dem Gemüsesüppchen nachts heimlich eine Zigarette auf dem Balkon gepafft. Sechs Wochen Kneippkur in Bad Wörishofen sind kein Zuckerschlecken. Aber am Ende will keiner der Regenerierten zurück in die Welt der Sahnetorten und Fleischberge. Darauf ein Mineralwasser!

Tisch fünf, schwarzer Armlehnstuhl halblinks unter der Säule mit dem Kneipp-Portrait. Der Alpenveilchentopf in der Tischmitte ist der dritte, so lange sitze ich schon auf diesem Platz. Meine Nachbarn haben mehrfach gewechselt, Herr Schweikl *(Namen geändert)* ist längst daheim in Haßfurt, Frau Ronnefeld in Bonn, Frau Guggenberger samt Nichte Elvira nach Augsburg zurückgekehrt, und der beklagenswerte Zustand der jeweiligen Zyklamen ist wohl zwanzigmal Tischgesprächsthema gewesen. Nur Frau Stürtzheimers blaue Serviettentasche mit Namensschild liegt noch länger auf Tisch fünf als die meine, und ihr Imponierritual angesichts neuer »Mahlzeit! Mahlzeit!«-Nachbarn ist mir mittlerweile wohlbekannt.

Unsere Mahlzeiten bestehen aus durchpassierten Gemüsesuppen, denn wir alle halten uns im Kursanatorium Dr. Latzke in Bad Wörishofen zu einer Kneipp-und-Buchinger-Fastenkur auf, und geredet wird folglich über Kilos, Kilos, Kilos. Und hier hat Frau Stürtzheimer, Chemische-Reinigungs-Inhaberin aus Düren, ihren konkurrenzlosen Trumpf im Ärmel. Nunmehr eine Dame von normalem Umfang, meist in Schwarz mit Paillettenstickerei, hat sie nämlich in acht Monaten über hundert Kilo abgenommen. – Waaas? *Sie* hatten 178 Kilo? – Immer greift dann die derart Verwandelte ins Handtäschchen nach ihrem Personalausweis und zeigt das Paßbild her; mindestens viermal war ich Zeugin der immergleichen Ungläubigkeitsbekundungen sowie des grenzenlosen Erleichterungsausdrucks auf Frau Stürtzheimers schmal gewordenem Gesicht, angesichts des massigen, entgleisten Dreifachkinnkopfes auf ihrem amtlichen Kärtchen.

Die Gewaltkur von Frau S. hat sich freilich überwiegend stationär im Krankenhaus abgespielt – im Sanatorium Dr. Latzke verbringt man üblicherweise drei, vier, höchstens sechs Wochen. Eine Zeitspanne, die einem, trifft man in Bad Wörishofen ein, ohnehin wie eine Ewigkeit erscheinen will – gütiger Gott, eineinhalb Monate an dieser Örtlichkeit? Tröstlich allenfalls, daß einen die Ersatzkassen, denn deren Kurpatienten sind wir zumeist, womöglich auch nach Bad Salzdetfurth zwischen Hildesheim und Bockenem, nach Bad Westernkotten bei Lippstadt oder nach Bad Essen nahe Bramsche und Preußisch Oldendorf hätten verschicken können – damit verglichen, dürfte sich Wörishofen wohl zu Recht Weltbad nennen.

Bad Wörishofen liegt ums Haar noch im Allgäu, in den nördlichsten Ausläufern dieser Gemütslandschaft, wo es schotterebenflach und alpenblicksfern wird. Äcker, Weiden, Stauseen, Fichtenwälder und Aberhunderte von penibelst beschilderten und gewarteten Spazierkilometern, auf denen auch Arthrose- oder Übergewichts-Gehandikapte relativ problemlos ihrer Wege schlurren können, ob in Kneipp-Sandale oder Bequemschuh »Konrad« mit Massagefußbett. Die Architektur des 14 000-Einwohner-Badeorts Wörishofen ist von herzlicher Fadesse. Ordentlich aufgeschnürlte Mehrstockhäuser der vorwiegend Fünfziger/Sechziger, Rauhputz und Holzbalkonitis, rasierte Vorgärten, Verkehrsberuhigung. Nicht ländlich, nicht urban – der ganze Ort eine artige Durchschnittsvorstadt, von quintessentieller Deutschheit. Gesund, reinlich übersichtlich – und das meiste kennt der Kurgast von daheim. Den schwärzlichen Rathauskasten aus Sichtbeton, die Sparkassenhauptstelle mit Automatiktür und die Apotheken an jeder Ecke. Das Gewerbegebiet und die Eigenheimsiedlung mit

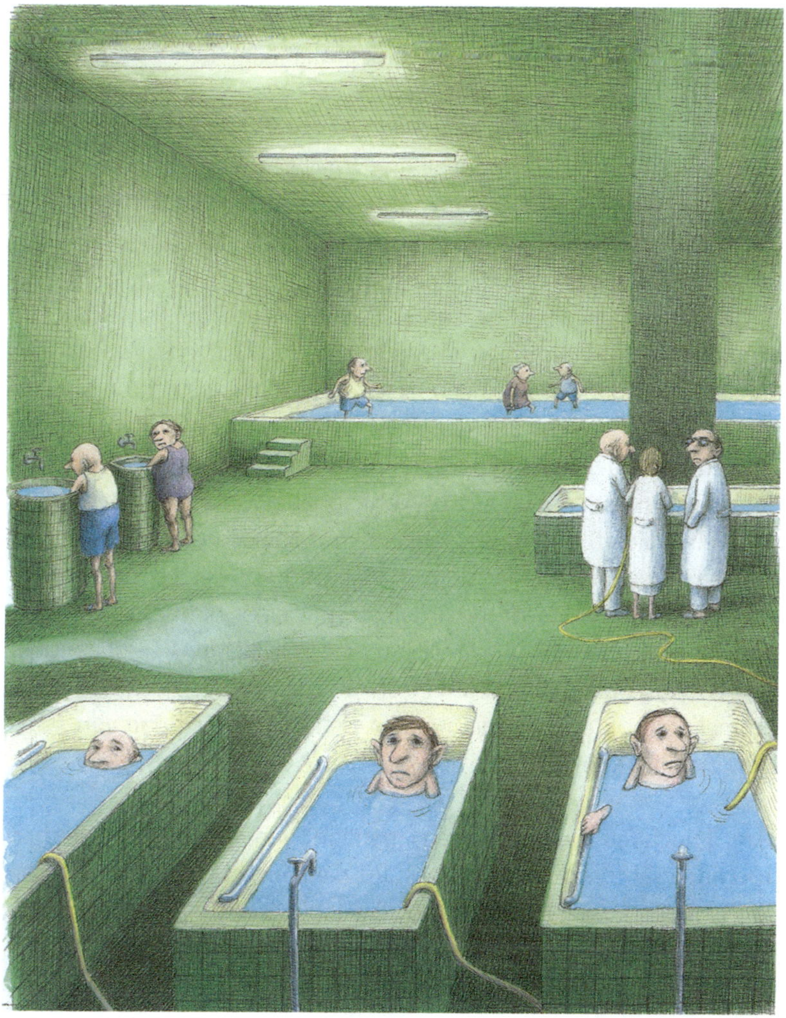

Sudeten- und Edelweißstraße, die Pflanzkübel und Kugelleuchten der Grünanlagen und die Thailokale in klammen Passagen.

»Welcome to Wellville« oder besser willkommen im Gesundbrunnen, denn hierorts ist natürlich jedes zweite Gebäude dem Kneippschen Kuren und seinen Anwendungen gewidmet. Meistens sind es die Kellerräume der Hotels oder Heime, die »Ingeborg« oder »Schropp« heißen, »Emilie« oder Sebastianeum der Barmherzigen Brüder, die nach Eukalyptusmassageöl riechen und für diese Quiek- und Bibbertherapie ausgesprochen wasserreich eingerichtet sind. Wannen, Schläuche, Armtauch- und Wechselfußbadebecken, Hauspools unter niedrigen Decken und weißgekleidete Bademeister und -meisterinnen, die man gelegentlich bedauert ob ihrer Tätigkeit in diesen Kachelunterwelten.

Doch kommen wir ja gerade erst an im Hause Doktor Latzke, einem dottergelben Großbau in Bahnhofsnähe, und erfahren bei der Hausführung, daß wir in einer strikten Nichtrauchereinrichtung gelandet sind (»Auch nicht auf den Balkons!«), weshalb der Latzkesche Trottoiranteil übersät ist mit Kippen. Frau Groß, welche mit mir eingetroffen ist, ist leider auch nicht nikotinabhängig, nur ein paar Herren, die in ihren violett und türkis glänzenden Trainingshosen aussehen wie von der russischen Mafia, sieht man hastig vor der Glastür paffen. Und ich rauche doch auf dem Balkon, mit einer blechernen Pfefferminzdose als Stummelbehältnis; aus einem Dachfenster gegenüber ragt ebenfalls eine verrenkte Person und bläst Rauch in den Nachthimmel, Kater kreischen, die Wolken ziehen. Der erste Tag von zweiundvierzig im Kneippkurort.

Am folgenden Entlastungstag, genährt von einem Schüsselchen trockenen salzlosen Vollwertreises, irrt die neue Latzke-Klientel in den Straßen der Kurzone umher, auf der Suche nach Ablenkung vom Kohldampf. Der ganze Ort wirkt wie auf Frustkäufe angelegt, für den nicht allzu unbemittelten und nicht allzu jugendlichen Konsumenten. In den Schaufenstern gediegene Fließjersey-Ensembles, Plisseeröcke, Lodenes und Goldbeknöpftes; in den Buchhandlungen Inge-Meysel-Memoiren sowie meterweise Diät- und Diabetesliteratur, dazu Hutschenreuther und Juweliere, orthopädische Schuhe und Handarbeitsläden. Auf der geklinkerten Kurpromenade, wo sich entlang des säuberlich gefaßten Wettbaches das Publikum der besseren Etablissements, erkennbar an Hermès-Tuch und Spielhahnfederhut, mischt mit dem Fußvolk im rüstungsartigen Hemdblusenkleid und Freizeitsakko, kann man eine Anmutung bekommen von der überalterten Wohlstands(?)-Gesellschaft des Jahres 2020, wenn sich laut Prognosen vierzig Prozent der deutschen Bevölkerung im Rentenalter befinden werden.

Frau Kaiser kauft sich einen herabgesetzten Strickrock, hoffnungsvoll zwei Nummern zu klein, Frau Benicke, wie stets an neuen Orten, einen Hut gegen das Fremdeln und Herr Schweikl ein frisches Fondor für die Jogginghosentasche, zum Nachwürzen der Fastensuppen. Und wie zerstreut man sich während der anwendungsfreien Stunden in langen Wörishofener Wochen? Bei »Wir stricken miteinander« im Seminarraum des Kurhauses oder beim Referat »Der Tod sitzt im Darm« von Referent Zarbock? Beim Treffen der Rheumaliga im Gasthof »Adler« oder bei den Zarewitsch-Donkosaken in der Pfarrkirche Sankt Justina mit »Kamuschka« und »Ich bete an die Macht der Liebe«? Werden wir die Abende im Stimmungslokal »Reblaus« verbringen oder beim singenden Wirt des »Blütenhofs«, wenn er sein »Kurschattenlied« oder die Polka »Pitschepatsch, das kommt vom Wassertreten« zum besten gibt?

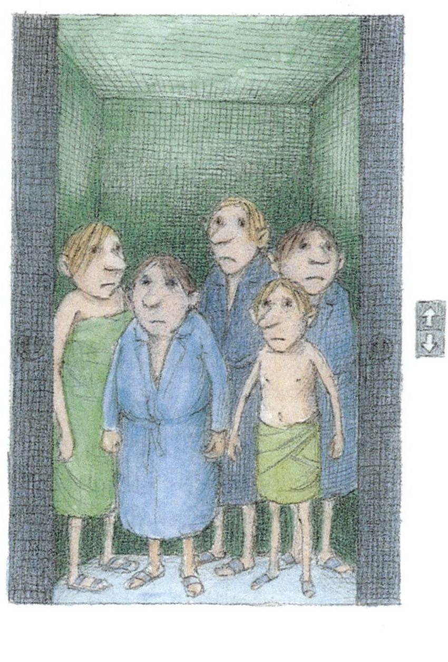

Bis in die achtziger Jahre des vorigen Jahrhunderts war das heute so propere Wörishofen ein armseliges Kuhdorf, mit magerer Ackerkrume auf den Schotterböden, von der die Handvoll Bauerngehöfte nur höchst kärglich wirtschaften konnte. Bis der »Weberbascht«, der bitterarme Leinwebersohn und mühseligst in den Priesterstand aufgestiegene Sebastian Kneipp als Beichtvater ans örtliche

Dominikanerinnenkloster berufen wurde. Über Kneipps Leben und den Aufschwung des gottverlassenen Fleckens zum hochadelspopulären Modebad liest es sich bei einem heimlichen Cappuccino im »Café Matzberger« verblüffend spannend. Der stämmige Gottesmann in der durchgeknöpften Soutane, allzeit von seinem Spitz begleitet, ein Mann von glaubhaftem Philanthropentum und Reformeifer, modernisierte alsbald die Klosterökonomie mit Hilfe von Entwässerungsanlagen und verbessertem, von überall eigenhändig herbeigeschafftem Saatgut und Zuchtvieh. Er veröffentlichte landwirtschaftliche Lehrschriften wie »Fritz, der fleißige Futterbauer« und »Das Bienenbüchlein«, bevor er als »Gießkannenpfarrer« zur lebenden Legende wurde. Seine Wasserkur, die man heute wohl ein ganzheitliches Naturheilverfahren nennen würde, mit ihren Wechselgüssen, Wickeln, Bädern, Kräuteranwendungen, mit vernünftiger Ernährung und Bewegungstherapie, bekam zunächst den Klosterschwestern und katholischen Glaubensbrüdern vorzüglich. Dann zog sie mit zunehmenden Genesungserfolgen immer weiterer Kreise des gründerzeitlichen Großbürgertums, das sich nach naturverbundener Ungekünsteltheit verzehrte, in das schwäbische Nest.

Bald gehörte es zum gesellschaftlichen *comment,* in Wörishofen frühmorgens barfuß durch den Tau zu patschen, ohne Rücksicht auf den Ärger der Landwirte die Kuhwiesen zertrampelnd; es war guter Ton, sich vom Landpfarrer Kneipp in der Waschküche anschnauzen zu lassen und storchenbeinig mit gerafften Röcken in Studtweid- und Wörthbach herumzuwaten. Die Bauernschaft von Wörishofen, von schwäbisch-gewinnbewußtem Geblüt, dachte ebenso rasch um wie so manche Doktoren der Schulmedizin, die den erfolgreich dilettierenden Pfarrherrn Kneipp anfangs als pfuschenden »Afterdoktor« geschmäht hatten. Das Dorf, das seine feinen »Kurgäscht« zunächst in Heuschobern und Stallkammern einquartiert hatte, explodierte Ende des vorigen Jahrhunderts zum Nobelbad. Zwar galt die Fürsorglichkeit des geistlichen Herrn noch immer vorrangig den Mühseligen und Beladenen, aber es ließ sich halt für die Armen und die Waisen bedeutend mehr abzwacken, wenn sich auch die »goldspendende Kolonne« des Maharadschas Syajroo Gaikwar von Baroda zu Nervenkur mit Malzkaffee und Kraftbrotsuppe in Wörishofen einfand. Die Gästelisten von 1889 bis 1896 lesen sich wie der Gotha: die Erzherzöge Joseph und Leopold Salvator von Österreich, Don Carlos, Infant von Spanien, Prinz Neriman Khan, persischer Gesandter, Prinz Bariatinsky, Rußland, Prinz Rupprecht von Bayern und Seine Eminenz Kardinal Agostini, Patriarch von Venedig … Die hölzernen Verkaufsbuden der frühen Wasserboomzeit waren da längst gläsernen Pavillons und Türmchenvillen gewichen. Hotels, Kasinos und Frau Haggenmillers Glaspalast mit Kneippscher Spezialitätenküche wurden hochgezogen, und statt holperiger Kariolfahrten von der Station Türkheim her brachte eine eigene Bahnlinie Gäscht, Gäscht, Gäscht nach Wörishofen. Kneipp, seine eigene Behandlungsmethode überschätzend, starb 1897 an einem schulmedizinisch nicht therapierten Blasenkrebs, doch war des Wasserwunders, zur allseitigen Wörishofener Erleichterung, kein Ende.

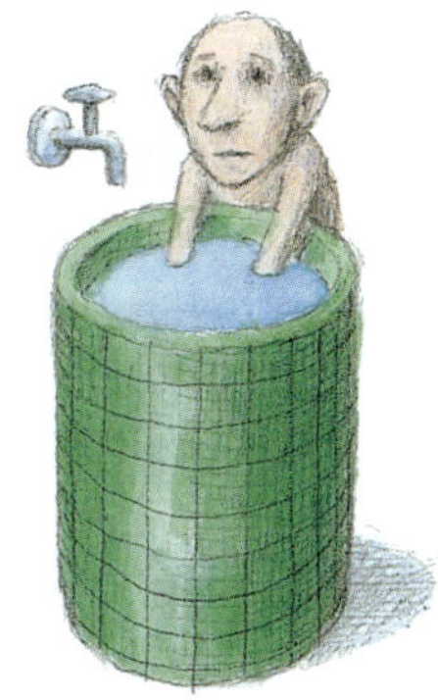

Für Katherine Mansfield war Wörishofen nicht gesund. Vielleicht liegen deshalb ihre Erzählungen, einschließlich der bissigen Skizzen »Aus einer deutschen Pension«, in den örtlichen Buchhandlungen nicht gerade neben der Ladenkasse, wie man es bei dem berühmtesten literarischen Niederschlag, den Wörishofen je gefunden hat, doch vage erwartet hätte. Immerhin nennt sich der pastellfarben modernisierte »Allgäuer Hof«, die ehemalige »Kurpension Müller«, in der die Schriftstellerin 1909 logierte, heute »Katherine-Mansfield-Haus«.

Die 21jährige »Käthe Beauchamp-Bowden, Schriftstellerin« (so trug sie sich mit dem Mädchen- und dem Gattennamen im Hotelregister ein), und das biedersinnig stoffwechselorientierte, damals auch chauvinistische Wörishofen – das muß eine »Am-falschen-Ort«-Kombination ersten Ranges gewesen sein. Katherine, damals viel zu tief in chaotische Londoner Bohemeverhältnisse verstrickt, nach ihrer Biographin Claire Tomalin lesbisch orientiert, aber schwanger von einem gleichaltrigen Musiker, mit einem anderen ungeliebt verehelicht, von ihrer Mutter weit weg nach Bayerisch-Schwaben verfrachtet, erlitt in der »Pension Müller« eine Fehlgeburt, blieb allein und mit dürftigen Mitteln in billigen Wörishofener Untermietzimmern hängen und ließ sich mit dem verhängnisvollsten aller Kurschatten ein, mit dem verarmen polnischen Möchtegern-Literaten Floryan Sobienowski, welcher sie, mitten im Kneippschen Gesundheitslatschenmilieu, mit der Gonorrhöe infizierte. Aus deren Verschleppung sich schließlich, so die Biographin, die Tuberkulose entwickelte, an der Katherine Mansfield 34jährig zugrunde ging.

Nein, zu Zwecken der »bossitifen« Weltsicht, die sich etwa Frau Hertlein aus Forchheim an Latzkes Tisch Nummer fünf ständig abfordert, unterstützt von Zitaten des hl. Augustinus seitens unserer kurenden Klosterfrau Sr. Carolina Maria, sind Katherine Mansfields Wörishofener Erfahrungen nicht besonders geeignet. Unser heilsamer Lebenswandel hier richtet sich nach den goldenen Worten der Herren Kneipp und Buchinger, damit wir nicht mehr »blaß und bleifarbig«, mit den »gekniffenen unruhigen Schweinsäuglein gewisser Großstadtmenschen« in unseren Alltag zurückkehren müssen, wo wir dann hoffentlich dem »Schandzeug Weingeist und seiner dirnenhaften Schwester, der Schund- und Flitterkunst« zu widerstehen wissen und angesichts der »traurigen Rolle der Tabakgifte in unserem armen Volkskörper« in uns gehen.

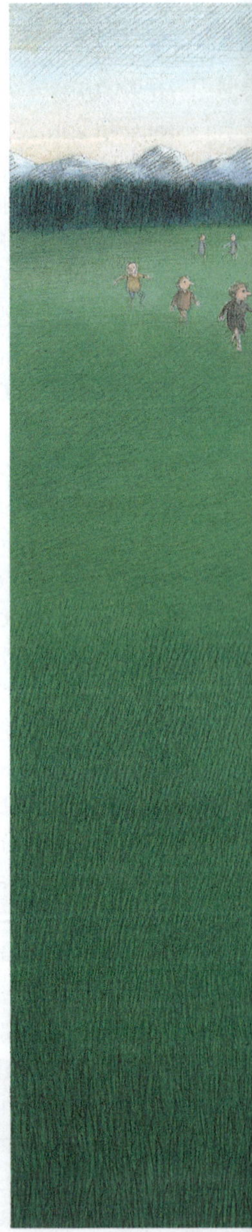

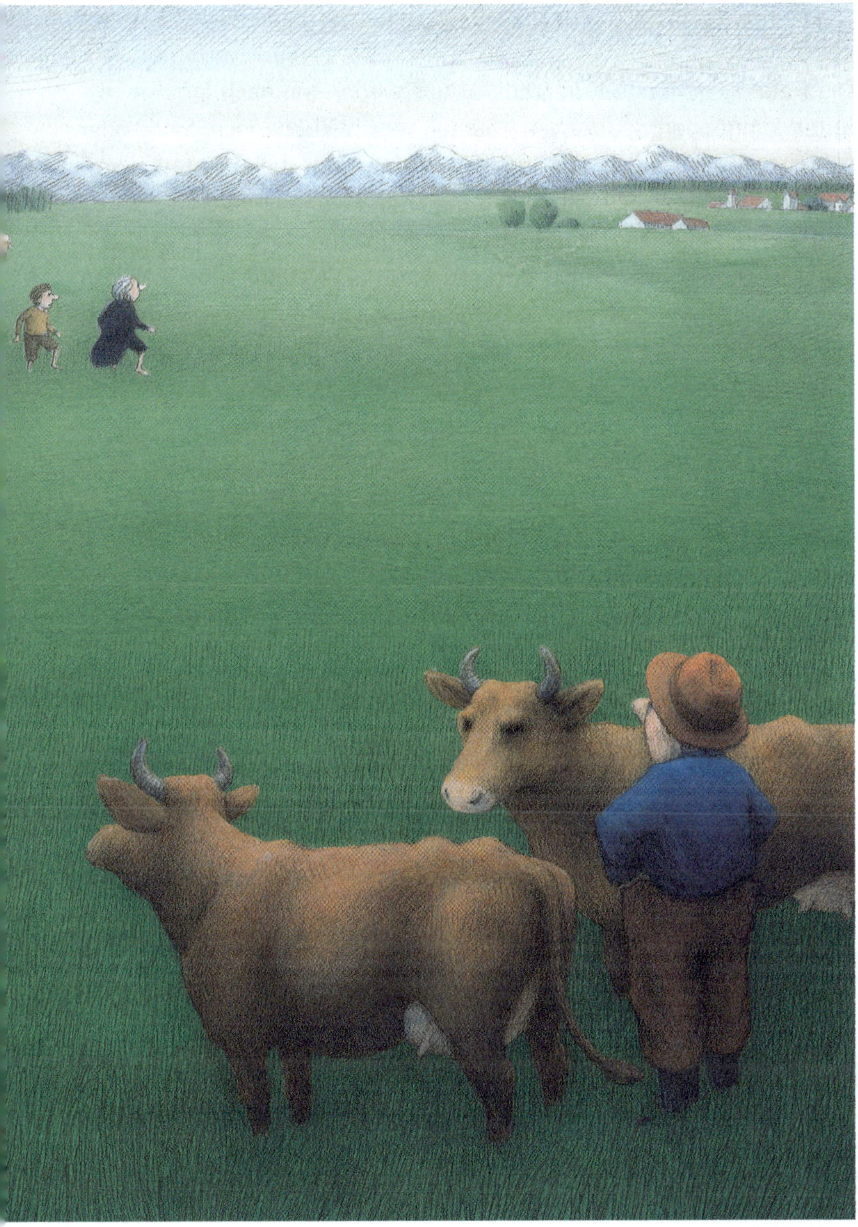

Die Kneippschen Anwendungen gestalten sich zum Glück harmloser, als sich nach der Lektüre von »Meine Wasserkur« vermuten ließ. Die freundliche junge Kurärztin hat uns weder den nach Inquisitionsfolter klingenden spanischen Mantel verschrieben noch Salz- oder Lehmhemd und keinen Leibstuhldampf. Morgens, beim ersten Tagesschimmer, rumpelt die weißbekittelte Frau Berghammer in die Stube und packt einen mit einem heißen Heublumensack in Laken und Wolltücher wie eine starre Wickelkinddocke. Mittags gibt es einen feuchten Leberwickel zur Stoffwechselanregung und nachmittags Wechselgüsse aus dem dicken Schlauch, »ansteigend vom Knie – über den Schenkel – zum, quietsch! kreisch!, Vollguß, wonach wir uns mit anderen tropfenden Bademantelpersonen im Lift treffen, denn abgetrocknet wird bei Kneipp nicht, und anschließend wieder mal säuglingshaft-selig wegpennen.

So ziehen rund achtzig Kuranten, vom mopsigen Teeny bis zum vielfachen Opa, Zahnarztgattinnen und Ex-NVA-Offiziere, Gebäudereinigungsuntemehmer und Altenpflegerinnen, Sackförmige und Slim-Getrimmte, auf einem stetigen Rundkurs durchs Haus Latzke, ihren wöchentlichen Computerplan in der Hand (»Haben Sie heut' Rotlicht oder Rückenschule?«), von der Lymphdrainage zum Armbad, vom Standfahrradfahren in die Schongymnastik, vom Blutdruckmessen zum autogenen Training. Ab und zu gibt es Verkehrsstaus und Schlangenbildungen, so beim morgendlichen Wiegen im Schwesternzimmer, einem notvollen (»Zweihundert Gramm zugenommen! Ich mach' doch alles richtig!«) oder euphorischen Moment (»Ha! Ich hab' unter achtzig!«). Neue erkundigen sich nach den Umständen des Glauberns (ein halber Liter Glaubersalzlösung zur rabiaten Darmentleerung steht am Beginn jeder Heilfastenkur), alte Hasen geben kurzgefaßte Erfolgsbilanzen: Hungertage 23, Kilos 11,7 ... Ja um Gottes willen, wie haben Sie das denn ausgehalten?

Ja, wie? Allzuviel Renommiererei ist unangebracht, denn die allermeisten Faster müssen keinen heroischen Dauerkampf mit ihrem inneren

Schweinehund führen: Hunger fällt flach, nach ein paar Tagen. Und was sich bei den Spaziergängen entlang der Wörishofener Torten- und Spätzlegastronomie an Gefräßigkeitsanflügen einstellen mag, das läßt sich leicht balancieren mit dem etwas pharisäerhaften Hochgefühl von Selbstbeherrschung und Entsagung, das uns nun alle bläht statt den vormaligen Tafeleien. Manche testen ihren Abhärtungsgrad vor der Glotze – Lieblingssendungen: »Genießen erlaubt« mit Alfons Schuhbeck und »Meisterköche« im österreichischen Fernsehen – und füllen sich dabei mit den vier Flaschen Mineralwasser ab, die wir uns täglich zuführen sollen.

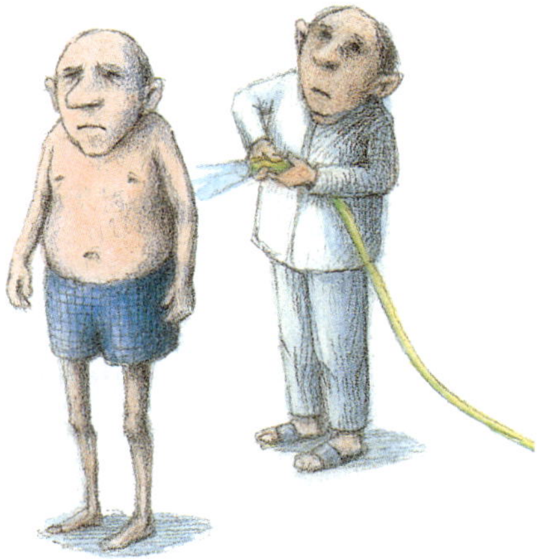

So gehen die Wochen dahin. Besucher aus angestammten Gefilden verlassen, nach einem erschreckten Rundblick auf den Fastensaal und seine Insassen, Bad Wörishofen meist recht fluchtartig und überlassen uns wieder unseren Tischerörterungen, ob man mehr Feststoffe in der Tasse abkriegt, wenn Schwester Susannes Suppenkanne schon zur Neige geht, wie's mit dem Cholesterin steht und den Harnsäurewerten und ob die Verdauung mit Sauerkrautsaft, Buttermilch oder Einlauf in die Gänge kommt. Herr Schweikl und Frau Stürtzheimer führen ihre ausgedehnten Reinigungsbranchen-Fachgespräche, Spezialgebiet Teppiche (»Sprechen Sie von Schlingenware oder Flor? Es kommt ja auch auf die Unterbodenstruktur an …«), Frau Hundt aus Darmstadt reicht an alle Interessierten einen kopierten Artikel über raumsparende Trockenschränke weiter, und Frau Hertlein macht sich Gedanken, ob ihre für Wochen vorgekochten Tiefkühlmenüs dem Mann und den drei Söhnen zu Hause wohl reichen. Im Kaminzimmer mit seiner schütteren Bibliothek, von den »Barrings« über Ernst Jünger zu *Amica* und den *Ruhrnachrichten,* herrscht Kartengekloppe und Nadelgeklapper, und ob Dr. Buchinger sen. hier mit Darbietungen der

Beethovenschen Schicksalssymphonie (letztere ist »therapeutisch unausschöpfbar«) oder Rilkes »Stundenbuch« (»besonders tragend und atmend und spendend«) weiterkäme, darf bezweifelt werden. Frau Isolde aus Essen vermißt im Hause Latzke eigentlich eher ein Akkordeon.

Aber abends läßt es sich ja auch beim singenden Wirt oder im »Luitpold« schwofen, bis 23 Uhr, dann ist die Glastür dicht. Meist stürzen sich ein Dutzend Damen mit zwei Herren ins Vergnügen, dem apoplektischen Hubert-von-Meyerinck-Typ, der sich jährlich wieder in Wörishofen einfindet, um »das gute Leben« abzubüßen (»Meinen Wagen gebe ich ja auch nicht nur einmal in die Wartung«), und dem eher rustikalen Herrn Walther in Pudelmütze und Handstrickpullover, der sich eigentlich zwei Videorecorder in die Kur mitgebracht hat, um platzsparend Tapes zu überspielen, aber als geouteter Walzerkönner nun keinen Abend mehr dazu kommt. Alle muß er schwenken, auch Sr. Carolina Maria, was sie daheim im Salesianerinnenkonvent nicht weitererzählen wird, und ein paar Damen vom Tisch der sehr Überkalibrigen, die bei Latzke schonungsvoll die »ganz Großen« genannt werden. »Tanze mit mir in den Morgen« von Gerhard Wendland spielt die Luitpold-Combo und »Sag mir quando, sag mir wann«, und nach dem gemeinsamen Latzke-Schunkeln zu »Wenn das Wasser im Rhein gold'ner Wein wär'« braucht der eine oder andere dringend einen solchen. Vergiß die Entgiftung.

Gibt es eigentlich noch eine Welt jenseits der Wertach? Das fragt man sich bei den langen rituellen Morgenhaatschern, die man dann doch lieber allein unternimmt als mit den Kurklinikkollegen unter Führung eines Wörishofener Forstmanns. Die Läden sind noch geschlossen – die Ganzheitskosmetiksalons mit Gleitwellmassage und Kryodermmethode zur hundertprozentigen Entfernung von Altersflecken, die Kräuterhäuser mit ihren Donath-Sprießkorn-Packungen, den Haferstrohbädern und Kneipp-Wörisetten. Kein Mensch an den Armbäder- und Tretbecken der Wassertretanlage im Mühlbach, im »Café Schwermer« putzen sie noch die hochglänzenden Travertinböden. So lange sind wir schon hier, daß wir uns mittlerweile sogar die flaue Landschaft schöngekurt haben: Ist doch eigentlich recht freundlich, dieses Ortspanorama mit den beiden Kirchturmen, und wie sich der Bach am Birkhau vorbei in Richtung Hartenthal windet ...

Ob man hier wirklich noch mal wegkommt, oder ist man hergebannt auf Zeit und Ewigkeit? Oder wird man so ein Wörishofener Wiedergänger wie Hanneliese Engstfeld, zum siebzigstenmal im »Kurhotel Kreuzer«, und Pfarrer Werner Zimmer, zum zweiundvierzigstenmal im Sebastianeum? Und beendet sein Erdenleben schließlich, wie so mancher Kurgast, in einer Appartement-Immobilie der Türkheimer Straße, mit 60 Badeärzten, 12 Heilpraktikern, 160 Masseuren, 280 Bademeistern und ungezählten Krankengymnastinnen, die hier zum Gesundheitspäppeln bei Fuß stehen, bis wirklich nichts mehr geht? Nicht, daß man das Aus-der-Welt-Fallen des Hans Castorp für sich beanspruchen wollte – verglichen mit dem »Zauberberg« ist Bad Wörishofen in jeder Beziehung zu flach, und einem Herrn Settembrini würde es entschieden an Höhenluft mangeln. Aber sonderbar, gewöhnt hat man sich doch – an die bekömmlichen Gleichförmigkeiten, das liebenswürdige Betüteltwerden, an das gesunde Lebensgefühl von ständig zunehmender Beweglichkeit, Frische und Kraft. Nicht einmal Schlafstörungen! Richtig gut zu Fuß! Cholesterin, Harnsäure, Kreislauf – alles wieder im Lot: Es gibt einige Gründe zur Dankbarkeit an diesen Heile-heile-Segen-Ort.

Es sind viele Mitkuranten, die erklärtermaßen überhaupt nicht mehr nach Hause wollen. Was soll ich da? Da bin ich ja doch wieder allein. Da sind wieder die Sorgen mit dem tablettenabhängigen Sohn, der pflegebedürftigen Mutter, dem ungeliebten Beruf. Die »ganz Großen«, hier mal Teil der Gemeinschaft, normal umsorgte Patienten, müssen wieder hinaus in eine Welt, in der sie als bizarre Monster ausgelacht werden und in der sie kein Mensch dafür lobt, daß sie bloß noch 140 statt 160 Kilogramm auf die Waage bringen. Und dann die leere Wohnung zu Hause, der Staub von sechs Wochen ... Tränenreiche Abschiede vor der Glastür, abholende Ehemänner, die peinlich berührt danebenstehen. Halt die Ohren steif! Du schaffst das schon, mein Schatz! Oft hört es sich an, als bezögen sich solche Beschwörungen auf weit mehr als das Halten eines leidlichen Normalgewichts.

Abfasten: So nennt sich der Ausstieg aus der Kurexistenz. Ausgerechnet ein Golden-Delicious-Apfel (bitte mit Andacht zerkauen) ist

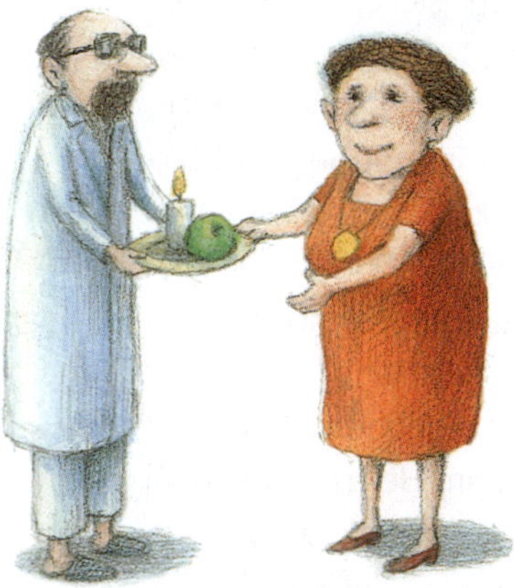

der erste feste Bissen nach fünf Wochen. Man kriegt eine brennende Kerze, eine Schmuckurkunde und einen Händedruck des Servierfräuleins. Wer länger als dreißig Tage durchgehalten hat, wird bei der wöchentlichen Hauscocktailparty mit Ananassaft vom Chefarzt beglückwünscht und vom Plenum beklatscht. Für die folgenden vier »laktovegetabilen Aufbautage« wird man in die abgetrennte Sphäre der »Esser« umquartiert, irgendwie ein ganz anderer Menschenschlag, kriegt wieder Rohkost und Joghurt, Obst, Brot, Fisch auf den Teller – jeder einzelne Geschmack eine kleine Sensation.

Die wenigsten Abfaster schwadronieren gleich wieder von Schlachtplatte und Sahnegeschnetzeltem – tolle Vorsätze überall. Frau Hundt schwört für die Zukunft auf Trennkost, Elvira W. will ayurvedisch leben, Barbara Rüttings Vollwertkochbücher werden empfehlend herumgereicht, und Herr Schweikl, der Schlaumeier, wird sich eine Art Essen auf Rädern ins Haus kommen lassen, eine kalorienarme Tiefkühldiät im Monatsabonnement. Allen sitzt noch der Vortrag über »Freddy Faul« und »Fritze Fit« im Hirn (man denkt an Dr. Buchingers Kollegenrat: »Unsere Kranken brauchen eine gewisse personelle kindliche Bindung«) mit der Maßgabe, mindestens dreimal pro Woche den Puls auf 180 zu bringen und zwanzig Minuten zu halten! Die beliebten Schwermer-Pralinen als Mitbringsel lassen sich viele lieber gleich fest als Geschenkpackung verknoten: Man will ja schließlich auf absehbare Zeit hier nicht wieder anrollen müssen, zum Heilfasten und zur »primär unspezifischen Reizbehandlung« nach Kneipp, obwohl sie bei den meisten vortrefflich angeschlagen hat.

Die Einsparungen im Kurbereich für Kassenpatienten wären dem sozial gesinnten Gießkannenpfarrer vermutlich ein Graus: Reduzierung der Kurdauer auf maximal drei Wochen bei verdoppelter Selbstbeteiligung – »so geht's den Armen«, könnte ihm da heutzutage auch in den Sinn kommen, während die hochmögenden »Dreiviertelgräfinnen« von heute auf sündteurer Privatkur in den Nobelhotels keinerlei Einschränkungen hinnehmen müssen. Die Vertrauensärzte der Krankenkassen schimpfen ohnehin wie die Rohrspatzen auf das deutsche »Kurunwesen« – sechzig Prozent aller Kuren weltweit würden von Bundesbürgern beansprucht, atemberaubend sei der Mißbrauch, und meistens »bringen sie den Patienten gar nichts«.

Das zumindest ist Unsinn, weiß der Wörishofen-Nutzer im nachhinein. Als körperlich wie seelisch erstaunlich regenerierende Zäsur – der allerdings ein paar Verhaltensänderungen folgen müssen –, sind die positiven Auswirkungen so einer bodenständigen Kneippkur noch Monate später wirksam; und mit Sicherheit noch deutlicher erholsam für vielfach Belastete, knapp wirtschaftende Familienmütter zum Beispiel, bei denen kaum je ein Urlaub drin ist, geschweige denn Abertausende für eine private »Rehabilitationsmaßnahme«.

Abreise. Frau Stürtzheimer packt das Auto voller ausgelesener *Frau im Spiegel,* die Kreuzworträtsel hat sie ihrer depressiven Freundin in Düren ungelöst gelassen. Frau Isoldes imposante Kofferreihe mit ihrer uferlosen Schulterpolstergarderobe wartet auf die Bahnfracht nach Essen. Vor den Zimmertüren liegen die ausgedienten Heublumensackgarnituren der Ausgekurten – Belegwechsel. Und da stehen auch schon die Neuen an der Rezeption und fragen bang: »Sechs Wochen? Wie-haben-Sie-denn-das-bloß-ausgehalten?«

Glossar

Fremdwörter (ohne Krankheiten), lateinische Redewendungen

applizieren, Applizierung, anwenden; ein Medikament verabreichen, ein Heilverfahren anwenden.

Georgianum, theologisches Seminar in München. Der junge Kneipp erhielt hier eine Freistelle, so daß er, befreit von materieller Not, sein Studium beenden konnte.

Modus est in rebus! Es ist ein Maß in den Dingen (Zitat aus den Satiren des Horaz, 65 v. Chr. bis 8 n. Chr.).

Ne quid nimis. Halte Maß (wörtlich: Nichts zuviel).

Probatum est! Es ist bewiesen!

rationell, gründlich überlegt, berechnet, zweckmäßig.

Vivant sequentes! Die nach uns Kommenden sollen leben!

Deutsche Begriffe

Absud (von absieden = abkochen), durch Abkochen (z. B. von Kräutern) gewonnene Flüssigkeit.

andern Büchlein. Kneipps »Wasserkur« besteht aus drei Teilen: dem hier vorliegenden ersten Teil (»Wasseranwendungen«), dem zweiten Teil (»Pfarrer Kneipps Hausapotheke«), erscheint 2005 als Neuausgabe im Jopp/Oesch Verlag, Zürich, und dem dritten Teil (»Krankheiten«).

Batzerei, wohl: umständliche Angelegenheit.

Büchlein, das von der Heilkraft des frischen Wassers handelt. Kneipp meint das Buch ›Unterricht von Krafft und Würckung des frischen Wassers in die Leiber der Menschen, besonders der Krancken, bey dessen innerlichem und äußerlichem Gebrauch Aus Vernunftgründen erläutert und durch die Erfahrung bestättiget, von Johann Siegmund Hahn, Medicinae Doctor und Practicus in Schweidnitz. Breßlau und Leipzig, Verlegts Daniel Pietsch, Buchhändler, 1743‹.

Fätschung. Umwickelung.

Fegwisch. Feglappen.

Gelte. Waschgefäß, Bottich.

Grummet. Heu aus dem Gras einer Wiese, die im selben Jahr bereits einmal gemäht worden ist.

Haberstroh, gehäckseltes Stroh des ausgedroschenen Hafers (Avena sativa).

hänfen, aus Hanf (Cannabis).

Heu, saures, gärendes Heu.

Hitze. Fieberhitze.

Linnen, unverkünsteltes (veraltet für Leinen), einfaches Gewebe, vor allem aus Hanf und Flachs.

Malztreber, das feste Sediment des zerkleinerten und in der Hitze aufgeschwemmten Malzes.

Maßerl (von Maß), ein Liter Bier in einem Humpen.

Presten. Gebresten, Gebrechen.

Reis. Mehrzahl: Reiser, kleiner, dünner Zweig.

Reisten, aus Flachs gearbeitetes Tuch.

Rupf, Rupfen, grobes, poröses Gewebe aus Jute in Leinwandbindung.

Schaff, Schafferl, offenes Gefäß, Bottich, Zuber.

Tischtitel. Mit dem Tischtitel übernimmt der zuständige Bischof die Garantie für die materielle Sicherheit des Priesters.

Trebern, der feste Rest der gekelterten Weintraube.

Wauwau. Hund, im übertragenen Sinne ein Schreckgespenst oder Monster.

Zuber. Gefäß mit zwei Henkeln, Bottich.

Zwillich, Zwilch, dichtes, strapazierfähiges Gewebe, vor allem aus Leinen.

Medizinische Ausdrücke

Zwischen Anführungszeichen »...« stehen Zitate aus demdritten Teil von Kneipps Wasserkur: »Krankheiten« (→ Stichwort *andern Büchlein* S. 147)

Aderlaß, sehr altes Behandlungsverfahren, bei dem den Patienten Blut entnommen wird (→ S. 51).

Antipyrin, fiebersenkendes Medikament.

Blähungen, das vermehrte Auftreten von Darmgasen nach dem Genuß bestimmter Speisen.

Blattern, auch: Pocken. Durch Viren verursachte Infektionskrankheit. Nach einem fieberhaften Anfangsstadium entwickeln sich innerhalb einiger Tage die typischen Pusteln (kleine, eitergefüllte Blasen), die bei günstigem Krankheitsverlauf gegen Ende der zweiten Woche eintrocknen.

Bleichsucht, lateinisch *Chlorose*. Früher häufige Krankheit junger Mädchen, der meist Eisenmangel zugrunde lag. Bei Kneipp »Blutarmut«: »Ein Bild der Blutarmut ist der Bleichsüchtige. Das Gesicht des Bleichsüchtigen ist blaß, bleich, oft gelblich, bräunlich; besonders sind die Lippen und das Zahnfleisch abgestanden; die Augenlider sind matt, und so ist vorherrschend überall Schwäche, Magerkeit, Mangel an Wärme, gebückte Haltung – somit ein Bild der Krankheit.«

Blinddarmbeschwerden. Blinddarmentzündung, Entzündung, die nicht den Blinddarm, sondern den Wurmfortsatz betrifft.

Blutandrang, → Kongestion.

Blutegel, wurden bis ins 19. Jahrhundert zur Blutentnahme verwendet. Kneipps Stellung dazu → S. 59.

Blutfluß. Blutgang.

Chinin. Bestandteil der Rinde des Chinarindenbaumes. Diente früher der Behandlung der Malaria, als fiebersenkendes und wehenförderndes Mittel und gegen Infektionskrankheiten.

Digitalismixtur, aus den Blättern des Roten und des Wollhaarigen Fingerhutes gewonnenes Medikament.

Diphterie (volkstümlich: Bräune), eine akute Infektionskrankheit, die in Nase, Rachen oder Kehlkopf fest haftende Beläge bildet.

Entzündungen. Reaktion des lebenden Organismus auf einen krankmachenden Reiz in Form von Veränderungen des Gefäß-Bindegewebs-Apparats mit dem Ziel, das verlorengegangene gewebliche Gleichgewicht wiederherzustellen.

Fistel, röhrenförmiger Gang, der im Körper befindliche Fremdkörper, Körperhöhlen (oder -organe) mit der Körperoberfläche oder untereinander verbindet.

Geschwulst (Mehrzahl: Geschwülste), Schwellung eines Gewebes.

Gicht (volkstümlich auch: Zipperlein), eine Purinstoffwechselstörung, bei der es durch Anstieg des Harnsäurespiegels im Blut zu Ablagerungen von harnsauren Salzen besonders in den Gelenken und ihrer Umgebung sowie in inneren Organen kommt. »Wenn nun jemand täglich und stündlich seinem Körper zu viel, so viel zuführt, daß die Natur es nicht bewältigen, die Organe es nicht verarbeiten und verwerten können, was muß die Folge sein? Die Knochen z.B. brauchen zu ihrem Bau Schwefel und Kalk. Nun aber wird in kräftigen und starken Speisen vielleicht soviel Baumaterial eingeführt, daß es zu 2, zu 3 Körper-Neubauten ausreichte. Was wird, was muß geschehen? Da bilden sich Moräste (dickes Blut), dort Sümpfe (schlechte Säfte), um die Knochen herum Sand- und Schutt- und Kalk- und Steinhaufen. Die Knöchel schwellen an, entzünden sich, und es ist eine langdauernde, entsetzliche Qual, bis diese verknorpelten und verknöcherten Gichtknoten durch den Schmerz selbst gleichsam verbrannt und anders entfernt sind.«

Gliedersucht, siehe Gicht.

Grad R, veraltete Einheit der Temperaturmessung (Skala nebenstehend), geschaffen von René-Antoine, Seigneur de Réaumur (1683–1757).

Griesleiden, siehe auch Steine. »Gar oft kommt es vor, daß Gries und Stein sich bilden in der Blase und in den Nieren. Wer je einen solchen Leidenden gesehen oder solche Leiden selbst erduldet hat, kennt diese fürchterlichen Schmerzen. Die Heilung mit Wasser ist sicher und schmerzlos, somit die leichteste und beste.«

Halsbräune, siehe Diphterie. »Ein Vater kommt und klagt, seine Tochter, vier Jahre alt, habe die Halsbräune. ›Das Kind hat es‹, sagt er, ›gerade wie die drei anderen Kinder, welche alle gestorben sind. Sie starben sehr schnell; auch dieses Kind wird schnell sterben. Schon kann es fast nicht mehr atmen und nicht mehr husten. Kopf und Leib sind ganz aufgetrieben. Was soll ich tun? Vier Stunden brauche ich, um den Arzt zu holen, und bis dahin ist mein Kind tot.‹ Die Antwort lautete: ›Hausvater, gehe gleich heim, mache etwas Wasser, das mit Essig gemischt ist, heiß, tauche ein Handtuch ein, winde dieses aus, und wickle damit den ganzen Hals des Kindes gut ein …‹ Der Vater tat, wie ihm befohlen, und nach dreißig Stunden war das verloren geglaubte Kind wieder gesund, frisch und munter.«

Hämorrhoiden, sackartige oder knotenförmige Erweiterungen des arteriovenösen Schwellkörpers im After. »Die Hämorrhoiden (Goldadern nennen sie die gewöhnlichen Leute) können teils zum Erbteil der Eltern gehören, teils in Folge der Lebensweise entstehen. Stubensitzer, Aktenmenschen, Studierte, Feinschmecker usw. werden viel von dieser Blindschleiche geplagt. Der Landmann, der jahraus, jahrein Kartoffel und einfache Mehlkost ißt und das Fleisch nur an den Sonn- und höheren Festtagen sieht, bei dem an Stelle des Biers und starker Weine die Milch und der Apostelwein (Wasser) tritt, der täglich draußen und daheim schwere Arbeit tut, kennt diese Blutsauger oft kaum dem Namen nach.«

Herzverfettung, fettige Entartung der Muskelfasern des Herzens oder Zunahme des epikardialen Fettgewebes, das die Herztätigkeit beeinträchtigen kann. Kneipp über einen »Herrn von Stand«, der an einem Herzfehler gestorben war und dessen Leichnam seziert wurde: »Und was stellte sich heraus? Daß Lunge, Leber und Herz mit zu den gesundesten Organen gehörten, daß sich nur um das Herz eine Masse von Speck angesetzt, desgleichen auf der Brust eine Schicht Speck gebildet hatte. Der Herr starb also eigentlich an Blutmangel. Das Blut ging aus, da es durch Muskel- und Speckbildung gänzlich absorbiert, aufgezehrt wurde.«

Hypochondrie, krankhafte Beschäftigung mit dem Befinden des eigenen Körpers. Wenn sie beherrschend hervortritt, ist sie als Krankheit anzusehen. »Gerade diese Kranken verdienen unser größtes Mitleid und unsere regste Teilnahme. Ich frage mich immer: War dieser Hypochonder (...) einmal ein normaler Mann? Gab es eine Zeit, wo er vernünftig dachte und wacker arbeitete? Wenn ich nun eine bejahende Antwort erhalte, dann wäre es doch von meiner Seite unvernünftig zu glauben, diesem Menschen fehle nichts, er treibe solche Torheiten, solches Selbst- und anderer Martyrium aus reinem Vergnügen. Ich muß mir vielmehr sagen, mit diesem guten Mann muß im Innern, im Körper oder im Geist, eine Veränderung vorgegangen sein, d.h., er muß recht krank sein, daher solche Erscheinungen.«

Hysterie, Sammelbegriff für eine Reihe seelisch bedingter Verhaltensstörungen mit wechselnden psychischen und körperlichen Symptomen (Lähmungen, Krampfanfällen, Ticks, Zittern), deren organische Bedingtheit nicht nachweisbar ist.

Kampfer, Kristalle im Kampferöl, das vom Kampferbaum (einem Lorbeergewächs) gewonnen wird. »Kampfer, in Baumöl, Salatöl oder Mandelöl so lange gerieben, bis es aufgelöst ist, gibt das Kampferöl. Es erweist sich als vortrefflich zu Einreibungen bei Rheumatismus und Rükkenschmerzen und lindert die großen Schmerzen, welche Gichtarten und ähnliche Geschwülste und Verknorpelungen verursachen.«

Katarrh, mit Schleimabsonderungen einhergehende Entzündung der Schleimhäute. »Die zahlreichen Katarrhe entstehen dadurch, daß man vom Aufenthalte in der Kälte und im Freien, vielleicht gar schwitzend, schnell in einen ziemlich geheizten und warmen Raum kommt. Auch kalte Zugluft, der man einige Zeit ausgesetzt war, kann schnell einen Katarrh reifen. Gewöhnlich fühlt man fast sofort eine Verengung auf der Brust, im Halse, in der Nase. Es ist, als stecke einem ein kleiner Knödel im Halse. Übersieht man diesen im Anfang des Katarrhs, so setzt er sich fest und breitet sich aus. Empfänglicher ist, wer zu warme Kleider trägt, wessen Körper und einzelne Organe infolgedessen sehr verweichlicht sind.«

Kongestion, meist plötzlich eintretende Vermehrung der Blutzufuhr eines Organs, z.B. auch Erröten aus Scham.

Krampf, unwillkürliche, lange dauernde oder aus aufeinanderfolgenden Einzelzuckungen bestehende Zusammenziehung von Muskeln. »Ich wurde zu einer Kranken gerufen; diese zitterte am ganzen Körper, und es warf sie im Bette bald in die Höhe, bald rechts, bald links, …«

Nierenleiden. »Ein Bauer erzählt: ›So stark und korpulent ich aussehe, gerade so elend bin ich. Ich kann nicht mehr arbeiten, bin beständig aufgedunsen, daß die Atemnot oft so groß wird, daß ich glaube, ich müsse ersticken. Ich wälze mich in der Nacht im Bett umher, ohne schlafen zu können. Mein Urin ist meistens recht dick und mit Blut vermischt. Habe oft ein sehr heftiges Brennen in der Blase …‹«

Podagra, siehe Gicht.

Rheuma, Sammelbegriff, der laienhaft für die verschiedenartigen, wechselnden Schmerzen am Bewegungsapparat gebraucht wird. »Wer möchte es versuchen, all die verschiedenartigen rheumatischen Zustände aufzuzählen, über die man klagen hört. Den einen quält der Schmerz im Kopfe, den anderen in den Zehen, diesen im Arme, jenen in den Beinen, sie auf dem Rücken, ihn auf der Brust usw. Der Rheumatismus ist wahrlich der ewige Jude unter den Krankheiten.«

Scharlach, eine Infektionskrankheit, die durch Tröpfcheninfektion von Mensch zu Mensch übertragen wird. »Der Scharlach tritt meistens ein- oder auch zweimal im Jahre auf und verlangt nicht selten zahlreiche Opfer. Gewöhnlich trifft er die Kinder, verschont aber auch die Erwachsenen nicht. Die Zeichen vor dem Eintreten sind Kopfweh, Drükken auf Magen und Brust, Müdigkeit, Wechsel von Hitze und Frost. So viele Kinder diese Krankheit wegrafft, so leicht ist sie mit Wasser zu heilen.«

Schlag, Schlaganfall, Schlagfluß. Sammelbegriff für plötzlich eintretende Lähmungen, die auf Gehirnblutungen oder Gefäßverschlüssen im Gehirn beruhen. »Die rechte Seite ist zur Hälfte gelähmt, der Mund schrecklich verzogen, das rechte Auge eingefallen, der Augendeckel gelähmt, mit der gebrochenen Sprache auch aller Mut gebrochen. Der rasch gerufene Arzt erklärte, es ließe sich vorläufig nichts machen, man müsse abwarten, ob nicht ein zweiter Schlag folge; indessen könne der Kranke täglich etwas Bitterwasser trinken. Mit dieser Erledigung gab sich der Patient nicht zufrieden; sofort machte er Versuche mit dem Wasser, und in zwölf Tagen war er wiederhergestellt.«

Schröpfköpfe, luftleer gemachte Glocken aus Glas, die zum Aderlassen verwendet werden.

Steine, in Hohlorganen und Kanälen des Körpers vorkommende steinharte Gebilde (Gallen-, Nieren-, Harnsteine). »Ein Herr K. in D. schreibt (an Kneipp): ›Ich war bereits sechs Monate sehr krank und wurde behandelt an Stein- und Nierenleiden, auch war ich stark mit Hämorrhoiden geplagt. Drei Ärzte gebrauchte ich, allein keiner konnte mit helfen. Da ich absolut keinen Dienst mehr machen konnte, stellte ich mir einen Stellvertreter auf ein halbes Jahr. Nun erfuhr ich indirekt, daß der Arzt sich geäußert hätte, daß mein Leben nicht zu kurieren sei. ... Ich sah ganz getrost meinem Ende entgegen und fügte mich in das schwere Schicksal. Zu Ehren der Mutter Gottes ließ ich hl. Messen lesen und dachte oft, wenn in der Nacht arge Schmerzen mich nicht schlafen ließen: Ach, wann werde ich wohl von meinem Leiden erlöst werden? Endlich hat mich der liebe Gott erhört, nachdem ich für 113 Mark 30 Pfg. Medizin und Mineralwasser schon getrunken usw. Ich hörte an meinem Krankenbette von Ihrem Buche, ließ mir dasselbe kommen, begann sofort die Kur – in acht Tagen spürte ich keine Schmerzen mehr, mein Urin wurde so klar wie Brunnenwasser (vorher war er wie verdorbenes Bier), und heute, nach vier Wochen, bin ich trotz meines Alters von sechzig Jahren so gesund und munter wie ein achtzehnjähriger Bursche; ja, wenn es keine Schande wäre, so würde ich auf der Fastnacht tanzen.‹«

Sympathikus, sympathisches Nervengeflecht, Teil des vegetativen (autonomen) Nervensystems.

Typhus, über die ganze Erde verbreitete Infektionskrankheit. Erregerin ist eine Salmonellenart, mit der Nahrungsmittel oder Trinkwasser verschmutzt wurden. »Wie bei der Blatternkrankheit die Blattern, die Geschwüre, nach außen dringen, so bilden sich beim Typhus Geschwüre nach innen. … Max, ein halber Riese, besuchte den an Typhus erkrankten Schwager Johann; er glaubte, die Krankheit könne ihm nichts anhaben. Nach acht Tagen indessen bricht die Riesenkraft, und der Heldenmut macht sich Luft in Jammertönen. ›Ich kann nicht mehr gehen, nicht mehr stehen; mich drückt's, und nach allen Seiten tut's mir weh.‹ Er hat den Typhus gefangen. Eine Badewanne besaß Max nicht, wohl aber ein größeres Holzgefäß. Da kniete er hinein und wusch sich mit einem rauhen Handtuche und dem kältesten Wasser (in ca. 1 Minute) den ganzen Körper, sooft die Hitze einen hohen Grad erreichte. Acht Tage setzt er die Kur fort. Nach sechs Tagen verlangte er schon nach der Suppe; nach zehn Tagen stand er auf und hatte in kurzer Zeit die verlorenen Kräfte wiedererlangt.«

Windkolik, in Krämpfen abgehende Blähungen.

Quellen

Michael Anderson: *Güsse, Bäder, Packungen, Wickel.* Hausmittel und Kneippkuren wirken besser, länger, *ohne* Nebenwirkungen. 3., neugestaltete Auflage, Jopp/Oesch, Zürich 2005.

Sebastian Kneipp: *Meine Wasserkur.* Dritter Teil: Krankheiten. 28. Auflage, Kempten 1891.

Sebastian Kneipp, *Pfarrer Kneipps Hausapotheke.* Kräuter, Tees, Tinkturen, Öle und Pulver aus des Herrgotts Garten. Neuausgabe, Jopp/Oesch, Zürich 2005.

Willibald Pschyrembel, *Klinisches Wörterbuch.*

Der große Brockhaus.

Nützliche Adressen

Kneippbund Deutschland
Adolf-Scholz-Allee 6–8
86825 Bad Wörishofen
Tel. 08247/3002 - 100
Fax 08247/3002 - 199
E-mail: bundesverband@kneippbund.de
www.kneippbund.de

Internationale Konföderation der Kneipp-Bewegung
Generalsekretariat
Adresse: s/Kneippbund Deutschland
Tel. 08247/3002 - 103

Kneippbund Italien/Südtirol
Mazziniplatz 18
39100 Bozen
Tel./Fax: 0471 287 511
E-mail: info@kneipp.it
www.kneipp.it
(Website in D- und I-Version)

Kneippbund Österreich
Kunigundenweg 10
8700 Leoben
Tel.: 03841 21 718
Fax: 03842 21 718-19
E-mail: office@kneippbund.at
www.kneippbund.at

Schweizer Kneippverband
Sekretariat
Weissensteinstrasse 35
3007 Bern
Tel.: 031/371 45 43
Fax: 031/372 91 61
E-mail: info@kneipp.ch
www.kneipp.ch

Die Kneippverbände in D, A und CH sind in Landes- bzw. Ortsgruppen organisiert. Organisierte Kneippbewegungen existieren auch in den Niederlanden, in Ungarn und in Slowenien.

Eigene Erfahrungen